乐俊民严赛虹基金会文学·人文丛书

献给在疫情期间共克艰难的纽约人

本书惠承乐俊民严赛虹基金会赞助出版

一位病毒学者的疫情手记

A Virologist's Pandemic Diary

傅洁 著

Fu Jie, Ph.D.

易文出版社 · 纽约

Published by I Wing Press, New York
iwingpress@gmail.com

February 2023, First Edition, First Printing
ISBN： 978-1-940742-80-9

一位病毒学者的疫情手记
A Virologist's Pandemic Diary

傅 洁 (Fu Jie, Ph.D.) 著

出 版 人：邱辛晔
封面摄影：傅 洁
美编设计：王昌华

出 版： 易文出版社·纽约
版 次： 2023 年 2 月第一版，第一次印刷
字 数： 75 千字

自　序

2009 年 4 月 24 日周五在我回家的路上，我单位的上司给我打电话，叫我马上回单位，因为我们从皇后区某高中收到 26 个 H1N1 可疑病例的样品（当时叫 Swine Flu），要马上进行检测。那天，我没有回家，连夜组织检测。单位派车到我家里给我取被子，我便在自己的办公室铺了一个行军床。凌晨 2 点多躺下，睡了不到三个小时，早上 5 点又把同事叫来做检测。之后，我经历了 2 个多月每天工作 10 多个小时的日子。

此后，2012 年，我们又经历了 MERS-CoV 紧急准备工作、2014 年秋天埃博拉（Ebola）病毒的紧急检测工作、2016 年的滋卡（Zika）病毒大流行的检测工作。但是，所有这些只是让我身体上觉得疲惫，没有觉得精神上的恐慌。

2019 年年底，中国武汉爆发新冠病毒（COVID-19）大流行，这个病的传染性极高，致死率空前，在我所见到的病毒大流行对民众的危害性排名第一，不是之一。

2020 年 1 月和 2 月，我基本保持正常生活，而且还很忙，没有取消任何活动。1 月 28 日去林肯中心听音乐会，2 月 5 日去卡内基音乐厅听音乐会，2 月 7 日去 Piano on Park 参加家庭式的音乐会，2 月 9 日去费城，2 月 13 日去波士顿，2 月 22 日去皇后区法拉盛图书馆听了一场严力的演讲。

3 月 1 日，纽约州卫生局确认了纽约市的第一例 COVID-19 病例。3 月 2 日，我所在的纽约市公共卫生实验室确认了第二名患者，他住在 Westchester New Rochelle，在哥伦比亚长老会医院接受治疗。从 3 月的第一周开始一直到 5 月 9 日，我在周末也工作一天（除了 4 月 11 日/12 日这个周末）。从 5 月 16 日开始，我恢复周一到周五的常规工作时间。

我从 4 月初开始和女儿一起住在曼哈顿。第一周我在那里待了两天（4 月 1 日和 3 日）。州长库默宣布，4 月 6 日至 4 月 19 日之间的两周将是最危险的，并要求人们待在家里，因此我决定从 4 月 6 日开始工作日住在女儿在曼哈顿的公寓里。我在女儿那边一直住到 2020 年 5 月 21 日，那是阵亡将士纪念日周末。5 月 26 日开始我入住位于 45 East 33rd Street（Park and Madison Ave 之间）的 Hilton Garden Inn（由市政府免费提供）。我住到 6 月 23 日退房。

当时，我们单位为了多检测样品，分成早晚二班，我上晚班，从下午 1 点或中午 12 点或上午 11 点开始，分别在晚上 9 点、8 点或 7 点结束。住在曼哈顿使我出行非常方便，因而，我从 4 月到 7 月利用上班前那个时段（大约有 2 个半小时）走访了曼哈顿的上、中、下城，记录下这次大流行期间纽约市空城的景象。当时的曼哈顿街上很少有人，地铁经常是空车无他人，公交车也好像是专门送我一个人去目的地。所拍照片最后编辑成书，书名为《疫情下的曼哈顿》（Manhattan under the Pandemic），中英文各为一册（ISBN 9781948533164）。

纽约疫情开始前（2020 年 3 月 1 日之前），我就已经开始在微信朋友圈发信息。刚开始是我对国内亲朋好友的挂念、担忧和支持，之后是为了让大家了解纽约的真实情况，并呼吁从中国回来的人在家隔离 14 天。每当微信里有假新闻（比如法拉盛已有确诊病例，其实当时还没有），我便成了辟谣专员。3 月 1 日开始纽约有病例，有段时间每天死亡人数过 700，我们每个人都经历着从未有过的挑战。我每天签发太多的强阳性报告，心里一直很沉重，因而我在微信朋友圈有时一天竟然发三或四个帖子，这些我称为"早间新闻""晚间报道"，重点在于告诉大家如何预防和远离新冠病毒。在提供大家一些常识、舒缓压力的同时，我也以此方法排泄自己心中的恐慌和郁闷，以调节好自己的心情，应对日常的工作和生活。"纽约中医药论坛"和"纽约一行诗刊"两个公众号转发了我的随笔，也有很多朋友在微信朋友圈转发给他们的朋友们。为了纽约能尽快恢复正常生活，我后来也撰文并在微信大群里给一讲座，讨论如何复工。当州长天天在新闻里告知大家要做检测时，我便用自己的专业知识告诉大家 PCR 和抗原检测的意义所在。

那段时间，我写的是语言简练的条头稿，因为是在上下班路上写的，有时间限制，有时不得不匆忙结束。文字比较口语化，而且直奔主题。这种文体虽然粗糙些，但是它是当时这种现状和我本人的心境的真实体现。

生活在这个特定时期的我们是有责任把这段经历记录下来的。疫情高峰期过后，我一直想把自己的疫情随笔整理出来，编辑成书。最近略有空闲，得以完成此夙愿，也算是给自己在公共卫生领域辛勤工作 20 年的一个礼物。

2022 年 12 月 17 日

目　录

2020 年 1 月—2 月

纽约暂无确诊病例

2019 年年底，中国武汉爆发因新冠病毒导致的肺炎，我们从新闻里得知此事已经是 2020 年的 1 月。2020 年 1 月 17 日那天新闻里说武汉已有 17 例新冠感染的病例。到 1 月 19 日，报道说 2 天内增加了 100 多例。当然，事后知道这些数字都缺乏真实性，可当时的 100 多例已经足够引起我的重视，毕竟我在纽约市公共卫生领域工作了 17 年，对类似突发事件有着特别的敏感性。因而，我于 1 月 23 日开始在微信群呼吁，希望从中国回来的民众主动隔离 2 周，并建议大家在中国新年期间不要串门聚会，同时也将纽约市卫生局网上通报的情况及时转告给大家。

2020 年 1 月 23 日

近日来，新冠状病毒把我们搞得人心惶惶。武汉有飞机直达纽约（请读转载的陈儒斌的文章），纽约市卫生局已经十分关注从武汉来的航班。最近报道上海已经有 17 例冠状病毒的感染，令我十分担忧。在上海时，我曾经在急诊工作多年，希望我的同事们平平安安，不要传染到。然而，日子还要继续过下去。在不便出门探亲访友的节日里，听一曲 Gabriel Fauré 的 C 小调钢琴四重奏，放松一下。

2020 年 1 月 26 日

（一）

转发来自美国疾病控制中心（CDC）的新冠状病毒防控指南。中美看病方式虽然不同，在国内的亲朋好友还是应该仔细看看，也许可以得到一些启发。

在美国尤其居住在纽约的朋友也一定要重视这一防控指南。自12 月初到现在，每周有三班从武汉来的飞机，每架飞机可容纳 200多个人，因而共计有 2000 多个人坐飞机从武汉来纽约，有些定居纽约，有些转机去外州。

我的建议如下：

1. 取消春节期间的家庭或在饭店举行的聚会。

2. 勤洗手。

3. 尽量不要用手去揉眼睛。眼睛实在痒的话，可以先洗手，然后用干净的纸巾轻轻揉揉。

4. 外面穿过的外套不要在家穿。

5. 如果去医院尤其急诊室，建议戴口罩。请记住，病毒可从呼吸道和眼睛传染。

这次的预防措施怎么做都不过分。

（二）

现状严峻。虽然纽约还没有正式通报武汉肺炎病例，但是我们身居纽约还是小心为妙。我不想错过这么好一场音乐会[1]，因而会戴口罩和防护眼镜前往。如果你去听这场音乐会，建议戴口罩。不是反应过激，而是很有必要。这样听得开心，听得安心。特殊时期，特殊装

---

1 2020 年 1 月 28 日纽约爱乐乐团在林肯中心举行庆祝中国新年的音乐会。

备。我昨天装备了一下，家人朋友觉得不怪，我想我准备好了。

（三）

国内冠状病毒泛滥，我们华人病毒学家心急如焚。由多位在美科学家起草的这封建议书我也签名，并在此转发[2]。

在纽约从事病毒检测的我现在自荐做"宣传委员"。如果你认识武汉的决策者或医院领导，也求转发。我相信武汉已有高人指点，但是多一封信也许又多加了一个要点。怎么做对我们武汉的同胞们有利，我们就怎么做。武汉加油！

2020 年 1 月 27 日

今天有朋友问我：他朋友从国内（上海/杭州）回来，单位要她出示医生证明才能上班，这该怎么办？我给他的回答如下：

1. 目前只有 CDC 可以做这方面的检测（PCR）。CDC 已经建立了 PCR 的实验方法。这个实验方法将会在 FDA 作为 EUA（Emergency Use Authorization）得到批准。在这种情况下，各州公共卫生实验室以及大城市比如纽约市卫生局下属的公共卫生实验室会马上得到试剂，建立实验方法。一旦各公共卫生实验室验证（verification）通过，实验室也只是对重要病例进行检测。这些病例先要由卫生局的传染病部门分析调查后，如果认为有必要检测，才会收样品。也就是说不会每例都检测。

2. 建议国内回来的朋友在家自我隔离两周（Quarantine），要有自己单独房间，最好独用厕所。如果可能，请老板允许他们在家工作

2　由大约 46 位华人病毒学家签署的紧急建议书的标题为"分层管理，集中分筛可疑人群是当前控制新型冠状病毒的关键"。

两周。偶尔实在要出门就戴好口罩，多洗手。这样自己安心，也保护了家人、同事以及外面的民众。如果我们大家都这样做了，这次疫情就会结束得快一点。

3. 非常不建议去医院设法开证明。医院是最不该去的地方，原因在于各种病人带了细菌和病毒来到医院，尤其是急诊室。

4. 如果真有症状出现，如在纽约，请马上联系纽约市卫生局疾病控制处（Division）下面的传染病部门（Bureau of Communicable Diseases）。如需要，请打电话 212-764-7667。你的电话会被转接到主管部门。

5. 最后告诉大家一下，纽约市和纽约州到 1 月 27 日下午 4 点钟为止并没有确诊冠状病毒导致的肺炎病例。

6. 没有实验室确诊病例只是说送样本检查过的病例目前还没有确诊病例。换一句话说，如果（请注意我是说如果）有病人（也许有症状，也许没有症状）在家，没有去查，即使有这个病，我们大家也不知道。

7. 疑似病例：一般来说，症状类似，而且来自传染地区（有旅游史），在实验手段确认之前，这些就是疑似病例，也就是高度怀疑对象，需实验室检测后确认。

8. 最后再强调一点，即使没有确诊病例，我们还是要当回事，不放松警惕。大家不要到人群多的地方去。国内回来要居家隔离，即使没有症状也要这么做。

2020 年 1 月 28 日

（一）

今天，纽约市卫生局局长 Oxiris Barbot 和王嘉廉医疗中心举行记者招待会。迄今为止，纽约市尚无确诊病例和疑似新冠病毒肺炎。市议员顾亚明也出席了会议。

> 摘要：美国中文网记者王依依、樊天容纽约报道 1 月 28 日，位于纽约曼哈顿的王嘉廉医疗中心就纽约新型冠状病毒疫情召开记者会。受邀参加记者会的纽约市局长 Oxiris Barbot 博士表示，纽约市目前没有新型冠状病毒确诊和疑似病例。更多详情，请关注美国中文网报道。……

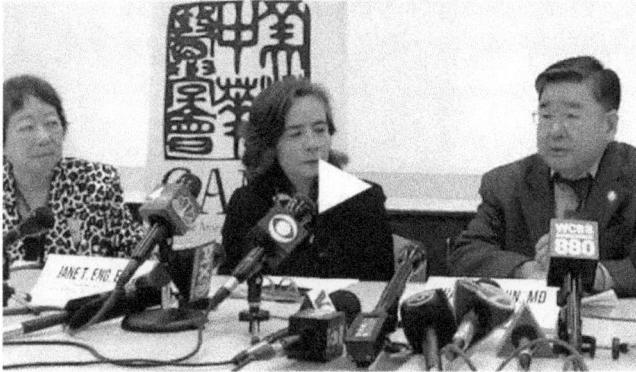

左起：王嘉廉医疗中心代表、纽约市卫生局局长、
纽约市议员顾雅明

（二）

今天（1/28/2020）下午我在朋友圈发了信息后，有位朋友想听听我对纽约没有病例的看法。以下是我的想法和建议：

1．至少说明纽约没有重病例。如果是重病例，他们会去医院。现在所有的医院都会问 travel history（旅游史），如果有疑似病例，一定会送 CDC 检测。

2．轻病人或无症状的病人就不好说了。毕竟他们不去看病就无人知道。

3．如果我们能继续做好以下几点，即便以后有病例，可能也就是散在的个案，不会造成大规模的流行。

1）从国内回来的人无论有无症状都居家隔离两周。如果有症状出现，应立即到大医院看病，不要到家庭医生那里去看。

2）在纽约的人不聚会，不握手，多洗手，必要时戴口罩。本周六在 Flushing Town Hall 的演出也取消，这样做是对的。

3）大家要有充足睡眠，多喝水，补充维生素 C，以提高免疫力。

我之所以每天花时间写注意事项和建议，就是为了让各位得到准确信息，消除焦虑，同时还要积极做好预防工作。

纽约平平安安，我的工作就不会太忙，可以安心去博物馆、听音乐会了。

最后祝大家身体健康，平平安安。

（本人致力于病毒检测工作多年。）

2020 年 1 月 29 日

朋友今天（1/29）写了下面一段话给我：

"刚才看日本电视台新闻，说是今天坐日本政府飞机回去的 206 位日本人，5 位因为有症状而住院，199 位健康被另外隔离，2 位拒绝接受检查。那 5 位有症状的人病毒反应是阴性。反而，199 位健康的人中有 3 位病毒反应呈阳性！病毒专家，你的看法？"

我的回答是：

1. 有症状的人可能得的是普通感冒或流行性感冒。这些病在冬天太常见了，冬天是普通感冒和流感的多发季节。

2. 无症状的人查出新冠状病毒是阳性，这也不奇怪。有些感染者自己身体比较好，没有症状出现，但是他们还是有传染性的。这就是为什么我一再强调从国内回来的人（尤其是疫区回来的人）无论有没有症状都要在家自我隔离两周。

3. 如果 PCR 检测在每个州和大城市都有了以后，我个人认为对有疫区旅游史的人无论有无症状都应该查有没有感染，这样才万无一失。做 PCR 不麻烦，一个 96 孔板可以查 90 多个样品。当年滋卡病毒流行时，我们安排早中班查，每天做很多样品。

纽约市今天无变化。今天早上没有听到有确诊或疑似病人。

2020 年 1 月 30 日

世界卫生组织（WHO）今天（北美时间 1/30/2020，北京时间 1/31/2020）宣布将新型冠状病毒呼吸疾病疫情列为国际关注的突发性的公共卫生事件（Public Health Emergency of International Concern，PHEIC）。然而，WHO 也强调没有必要采取限制国际人员流动的措施，不推荐限制旅游的措施。

2020 年 2 月 1 日

（一）

各位朋友，这两天有点小忙，没有及时报道。现重点写几句。

1. 目前全美已经有 8 例，第 8 例发生在波士顿，这是美东第一例。

2. 纽约今天（周六）已有一例疑似病例，样本正送往 CDC 做检测。

3. 现在从国内回来的人都很自觉在家隔离，这样就不会造成大规模的流行，谢谢这些有良知、有爱心的国人。

4. 平日里，我们要继续做到：不聚会、不握手、勤洗手、睡好觉，最好连普通感冒都没有，这样心里就不慌不乱。

5. 目前，纽约市还没有检测新冠病毒的试剂，但是 CDC 正在积极和 FDA 合作沟通，也在积极帮助各州和大城市的公共卫生室。希望在不久的将来（或者比较快）各州和大城市的公共卫生实验室就能开始检验。也特别感谢我朋友圈里的一位在 CDC 工作的朋友以及她的同事们在这些日子里为 PCR 检测方法所做出的不懈努力。我们对美国 CDC 绝对信任，我工作中交往过的 CDC 的科学家都十分敬业，并乐意帮助大家。

6. 我有一位朋友想捐钱，不知去哪里可以找到可靠的地方捐钱，问我可否通过位于纽约的美国中医药针灸学会

美国中医药针灸学会捐赠收据

捐钱。我问了该学会的秘书长，她说可以，于是朋友就寄支票到指定的地址。如果你也有同样的想法，真愁不知到哪里去捐，你可以从 PayPal 发到 "atcmsny@gmail.com" 或寄支票到 Sophie Liao, 2915 Astoria Blvd., Astoria, NY 11102。请在 Memo 里写下你的 Email 地址，以便学会答复。我也非常乐意帮忙确认钱有没有收到。美国中医药针灸学会和麻州中医学会的第一批善款已经买了 40 箱（2000

件）隔离衣，于 1 月 29 日由武汉市中心医院签收。金额多少无妨，表表心意支持武汉。

（二）

这些天来，我们是人在纽约，心在武汉，人人都好压抑。今天是周六，在曼哈顿办好事情后，我决定去现代艺术美术馆看展览，放松一下心情。

2020 年 2 月 2 日

（一）

各位周日（周一）好。大家应该还记得我前些天分享过一封在美病毒学家对武汉病毒防治的建议信。主要起草人或起草人之一卢山教授又发新文，此文分析很到位，足显他对此领域的精通。还望大家仔细阅读，配合各地政府打好这个歼灭战。我们团结一致，希望重回往日安宁快乐的生活。

（二）

看见朋友发在微信朋友圈新出炉的消息：纽约有第二例疑似病例（注意：是疑似病例，有待 CDC 确诊）。

还是这句话：勤洗手，不聚会，打喷嚏时用手臂捂住口鼻或用纸巾，但是不能用手心，因为你的手心要派大用场，比如坐车坐地铁时要拉扶手，要按电梯等等，一不小心，就把病毒细菌传给了别人。

我们大家一起努力！

2020 年 2 月 3 日

（一）

各位朋友，今天给你们的消息比较重要，请仔细读。纽约现在共有 3 例疑似病例，也就是说，他们有到过武汉/湖北的经历，有发烧和其它症状，经过初步实验室分子生物学检查，他们似乎没有得普通感冒、流感以及由其它呼吸道的细菌或病毒引起的呼吸道感染。由于目前除 CDC 外，我们都没有检测新冠病毒的实验方法，三个病人的样品已经分别于周六、周日和周一寄去 CDC 做检测。到现在为止（2月 3 日下午 5 点），CDC 还没有给任何结果，我想第一例的检测应该明后天会知道，届时新闻会将结果告知我们大家。

如果检测有新冠病毒性肺炎，我们一点也不会惊讶。在纽约的朋友们一定要继续做到多洗手（或戴手套，不过手套也要勤消毒）、不握手、不聚会、多喝水、多休息，不要因为太焦虑而让自己的抵抗力降低。

国内回来的朋友（无论从哪个城市回来）尽量不要坐公共交通从机场回家，最好也不要坐出租车（如果家里有车的话），严格在家隔离两周（独用房间和厕所厨房）。在家听听音乐，看看连续剧，和朋友电话或微信聊天。

疫情已经发生了，我们要配合政府，积极做好防范工作。希望我们能顺利度过难关。

（二）

这两天，大家都在讨论要不要戴口罩的问题，我想在此谈谈我的想法。

1. 我们在纽约，可能不戴口罩比较合适。因为非华裔看到我们戴口罩很不舒服，以为我们是病人或家里有病人。

2. 平时过日子我们要注意华裔形象（不光是现在）。比如，看见老弱病残孕妇要让座，上车时不跟别人抢座位，下车时跟驾车司机说"Thank you"。不在地铁和公交车内大声讲中文和打电话，看见别人拿重物就帮忙提一下，讲话问问题时态度友善，保持笑容。我想我们大家平时都已经这么做了。如果我们华人在其他族裔中形象好了，他们也就比较友好。当然，种族仇恨不可能完全消失，我们尽量做好自己。

3. 如果最近不得已去医院，戴口罩是必须的，就算流感也要防一防。

4. 因为是冬天，戴手套是可以的，不过手套要放进一个塑料袋，不把病菌带回家里，并勤洗。

2020 年 2 月 4 日

（一）

大家好。你们一定很好奇纽约的三例疑似病例有没有确诊？今天晚上的新闻大家注意一下，他们应该会报告第一例的检测结果。

我还是这句话，即便/如果检测结果是阴性，也就是说这一次的核酸检测没有测到这个病毒的核酸，我们大家还是要高度注意这个问题。

凡是从国内回来的朋友，请务必在家隔离两周。如果两周内去过武汉或湖北其它地区，隔离属强制性的（mandatory）。有些单位的健康和卫生部门也许让他们回去上班，但是，作为当事人，还是要本着对自己、对家人、对同事负责的态度，自觉隔离，绝不要做让自己后悔、让别人愤慨之事。同意我说的请点赞。谢谢关注。

（二）

这些日子里，无论在国内或国外的华人都很压抑。这场病毒战影响了千千万万个家庭。好多人无家可归，或有家难回。非战争时期，却出现了逃难。在国内的亲朋好友更是天天关在家里出不了门。我建议听点音乐吧。贝多芬的"月光"（第一乐章），会让你平静下来，"热情"（第三乐章）会激起你的斗志…… 以前一直很忙，没有时间静下心来看书、听音乐，现在时机来了，反正也出不了门（在国内的朋友），那就听音乐吧。

在 YouTube（美国）或国内的听音乐的 app 分别输入以下几个字就可以了。希望你们喜欢。

贝多芬"月光奏鸣曲"第一乐章；贝多芬"热情奏鸣曲"第三乐章。

（三）

纽约的第一例疑似病例经 PCR 检测结果是阴性。明天应该会有第二例的检测结果。刚刚有朋友提到这些疑似病例也应该做 CT 检测，看肺部有没有炎症，我非常同意。我想临床应该会做 CT 或至少胸部 X 光检查，有机会我们打听一下。

感谢好几位朋友教我如何在朋友圈单放文字的方法。我现在就试一下。

2020 年 2 月 5 日

（一）

我昨晚看到一个帖子，说的是"苏联首席护理医师布尔加索夫院士很早以前就提出过一种预防流感和急性呼吸道感染的方法。这是他在二战前线学到的。从那时起，他一次也没有得过急性呼吸道感染，更别说得流感了。虽然他在工作中经常接触各种危险的传染病，他还是活过了 90 岁……"。具体方法就是用肥皂水洗鼻腔。

我认为这个方法行之有效，但是一定要用正确的方法。现详细解释，并在原帖子的基础上加上我的额外建议。

1. 以下建议是预防各种呼吸道感染，不光是对冠状病毒，也包括流感病毒等。

2. 这种方法只适用于目前特殊情况，平时正常过日子不需要。

3. 对生活在疫区的人来说，洗鼻腔和漱咽喉只是一个辅助方法，以尽量不出门为前提。也一定要做好其它防范工作，比如在国内外出要戴口罩（在国外非疫区不必戴），开窗通风等等。

4. 这个方法适合于生活在国内、目前实在不得已要外出的民众（出去买菜或去医院），或生活在国外非疫区的朋友，但是不得不去医院尤其是急诊，特别是在流行性感冒流行的季节。

5. 具体方法如下：

1）回家用肥皂先洗手、手腕部和指甲内（一定要勤剪指甲）。

2）用肥皂液洗脸，注意闭上眼睛。然后涂面油，以保护脸部皮肤。

3）用盐水或清水漱咽喉部。

4）用已经洗干净的、有肥皂水手指轻轻地洗鼻腔，然后用清水洗去肥皂水，不要太重以避免弄破鼻毛或鼻腔粘膜，这一点非常重要。如果弄破鼻粘膜，身体的第一防线就被破坏了。

6. 我们平时呼吸是用口和鼻，我们实验室检测呼吸道疾病的样品是咽喉部的粘液、鼻咽部的粘液、痰（如果是下呼吸道疾病，比如肺炎）。

7. 病毒和细菌都要有一定的量才会侵犯我们的身体。如果我们能把它们清洗掉，哪怕是一部分，可能会有帮助。

知己知彼，才能百战百胜，我们大家一起努力。

（早上上班路上。我本人曾经是上海曙光医院急诊内科医生，现在美国从事病毒检测工作。）

（二）

好消息分享：美国 FDA 已经于昨天宣布批准新冠病毒的 PCR 实验的紧急使用权（EUA）。在这种情况下，各州和大城市比如纽约市和旧金山市的公共卫生实验室可以做该病毒的核酸检测。目前我们还需等待 CDC 的部分试剂。一旦收到，实验室会快马加鞭地建立起实验方法，然后开始收样品检测。这样将大大地改进我们的检测能力。我们也特别感谢 CDC 在我们上马之前帮全美样品做核酸检测。

（三）

保卫纽约

今天，我想再跟大家谈谈我们如何保卫纽约以及美国其它城市，不让纽约及其它城市受到冠状病毒打击。

1.病毒，请不要进来！如果来了，请不要扩散！病毒是由人带进来的。回国探亲回来，身不由己，我们都理解。但是，请这些朋友一定配合，自我隔离两周。岂不知，这些人即使他周围没有人得病，他/她坐过飞机。岂不知，这些人即便自己没有症状，也可能是携带病毒的健康人。如果在他/她坐地铁和公交车的时候，就可能是个传染源。如果不做到隔离，带着侥幸心理，很可怕。一旦传染，后悔莫及。毕竟，每个人的抵抗力不一样，请不要自私，只想自己。各位朋友，如你周围有这样的人，一定要阻止。

预防 nCOV，人人有责！

2.很可能有漏网者，不自觉隔离的人来到公共场合（担心自己不上班要扣工资），我们怎么办？

1）不去人群多的地方，不聚会。

2）常洗手，必要时洗脸（如果有人对着你咳嗽或打喷嚏了）。

3）尽量不用不干净的手揉眼睛，捏鼻子。随身带好新的擦脸的纸。

4）每天看新闻，知道现状。

5）不要太焦虑，睡不着，这样会让自己的抵抗力下降。

（四）

刚刚看到最新消息，纽约市又有二例疑似病例，样品将被送往 CDC 检测。

消息可以在市卫生局网站上看到。纽约市市长呼吁，如果你有旅行史（travel history），又有疑似症状，请立即看医生。

2020 年 2 月 6 日

（一）

2 月 5 日白天发了三个帖子后，有几位朋友问了几个问题，这些问题也是我天天在想的问题。在这里，我想分享一下我的想法。

1. 无症状的病毒携带者会不会传染给别人？对这个病，我们了解甚少，确实不好说。华裔病毒学家卢山医生提出，大家首先要分清是潜伏期还是健康携带病毒者。潜伏期的病人可能已经有传染力，但是没有症状，也就是说，这个人开始没有症状，但是过了潜伏期后症状就出来了，这就不能称为健康带毒者。另一种可能就是病人有阳性结果，但是一直没有症状，这就是所谓的健康携带者。从理论上来说，这些人的体内病毒量（viral load）可能不多，那么传染力应该也不大。我的想法是：我们对这个病的了解甚少，病人在无症状时，我们无法确定病人是处于潜伏期，还是带病毒者，最佳方法是测一下，如果核酸结果是阳性，就隔离加随访。

15

　　然而这么大的工作量在疫区是行不通。在非疫区，小地方也许有可能。大城市，不知能否行得通？当年滋卡病毒基本上没有人传人（纽约只有一例夫妻间传染），只是查有旅行史加症状，或无症状的孕妇，每天200多个样品。对于目前的新冠病毒，最好是将有旅游史或接触史的人都查一遍。但是目前的PCR测核酸的方法，敏感度虽然好，但是耗时间。如果生物公司能尽快设计出快速检测法，那就比较行得通。但是一旦有这种方法，检测价格会比较贵，而且要有一定量的机器，以保证检测数量。

　　说到这里，我又要强调一下，到过疫区的人或坐飞机从国内其它地方来的人一定要隔离，因为你在潜伏期无症状，但是可能已经有传染性了，万万忽视不得，对他人负责，你之后才可以安心生活。

　　2.核酸检测可靠吗？现在有临床医生发现，个别病人核酸检测是阴性，但是有时胸部CT已经显示肺炎，结合临床症状及目前的疫情，很有可能是冠状病毒导致的肺炎。核酸检测是一种非常敏感的实验方法，但是整个过程要考虑取样品的方法对不对，保存样品的温度对不对（不过一般来说这些都不是大问题），还有无法知道的原因（生物学很复杂），每个实验也都有它的局限性，因而，报告上一定会说"阴性结果也不能排除这个病。要结合临床表现，必要时随访"（这叫免责声明）。如果是阳性结果则有不同的免责声明。

　　在其它地方我不好说，但是如果在纽约对疑似病例一定会做全面检查，包括CT查肺部，大家不必担心。纽约市卫生局的传染病部门队伍强大，全是专业人员，行政人员绝不会干涉决策。

　　希望我的帖子能够对大家有一点帮助。2月5日晚去卡内基听音乐会，回家路上开始写，有些晚了。

（写于2月5日晚，完稿于2月6日0点20分）

（二）

睡了几个小时，又到了上班时间。按惯例，我在上班路上给大家写几句。

今天的话题是"多一些理解，少一些埋怨指责，做好自己"。

1. 今天早上看了白岩松采访王辰院士的视频，了解到了武汉方舱医院的做法，也知道国内核酸检测率不够理想的现状。我非常同意王辰说的，方舱医院一定是不够好，但是就目前来说是能解决隔离轻病人的最好方法。至于核酸检测，在如此短的时间内有检测，一定还是比没有检测好。在疫区，临床诊断也非常重要，不必也不可以一味追求核酸检测结果，要理性地看待这个问题，专业领导阶层（注意是专业权威，不是行政领导）要写出一个切合实际的诊断方法，以求下面医院执行。

2. 每个地方的核酸检测不一样。比如，美国 CDC 的核酸检测方法是由他们自己设计的。美国不是疫区，情况会非常不同。

3. 有朋友说美国 CDC 检测怎么这么慢。但是请大家注意，美国 CDC 是一个非常有力的政府机构，他们用最少的资源（纳税人的钱）办最多的事情。他们当中不乏优秀的科学家，有担当，有奉献精神。他们现在检测的是全美的疑似病例。对他们来说，早发现阳性病例是最要紧的。如果有阳性，他们一定立马在第一时间报告给大家。自上周六开始，纽约市 5 例疑似病例，一例已经排除（病毒核酸阴性），两例在等结果，还有两例的样品大概今天才会到。我们耐心等结果。

4. 最后还是要说一句，做好自己。多洗手，不聚会。该自我隔离的一定要隔离，对自己、对家人和同事负责。个人请假在家可能会损失一些钱，但是你保护了大家，保护了这个城市，大家会感谢你！

各位多保重，不在疫区的继续开心乐观地过日子。住在国内、尤其在疫区的人尽最大努力照顾好家人，相信这一切都会过去的。

（早上上班路上）

（三）

上班路上
按惯例我写了帖子
还告诉大家要
"多一些理解，少一些埋怨和指责"。

可是，十几分钟后，
我晕了，我想哭，
是为一个素不相识的人的离去……
我胸闷，气短，我怎么也感到呼吸困难？

李医生，我们的同行，
你是一个良民，
救死扶伤，
可你更是个儿子，
你太太的丈夫，
孩子的爸爸。

我们怎能想到
"训诫"的"耻辱"尚未离去，
死神就已经找到你的头上。
不公啊，
全世界的中国人都在呐喊！

（四）

纽约市第二例疑似病例核酸检测结果也是阴性。我在网上看到的。大家继续努力，保护好纽约市。生活在其它城市的朋友们也继续努力，为生存而努力！

（写于得知李文亮医生离世后）

2020 年 2 月 7 日

（一）

1. 李文亮医生的离世揪住全世界各地绝大多数中国人的心。那些让他签训诫书的人，CCTV 的人心里不知好不好受？也许他们会说这是他们的工作，那么知错公开道歉也应该是他们的工作。中央首长呢？你们在哪里？难道道歉有那么难吗？我们都觉得对李医生和其他 7 位"谣言散布者"不公，难道我们全体中国人都错了？

2. 纽约市第三例疑似病例经 CDC 检测显示核酸也是阴性。大家每天可以在纽约市卫生局的官网查看，我今早醒来就查一下，于是看到了结果。下面是网站地址以及我看到的结果（未显示）。

3. 再跟大家谈谈核酸检测。检测结果能否反映被测者的真实情况是大家非常关心的问题。以下几点是检测的关键：

1) 取样的位置。比如，这个病要取上呼吸道的样品（鼻咽部，咽喉部）和下呼吸道的样品（痰液等）。

2) 在有效期内的保存样品的培养液（Viral Transport Medium）。

3) 样品保存在什么样的温度（3 天内要保存在 4 度冰箱，如超过 3 天要保存在零下 70 度的冷冻箱）。

4) 检测人员的技术精确度。

5) 在疾病发生后的几天内（比如，滋卡病毒要 7 天内，对新冠病毒不清楚，但是理论上来说，有症状就一定能检测到，无症状、但是只要身体里有病毒也应该能检测到）。

美国 CDC 的检测是一流的。接下来各州和大城市的检测完全照 CDC 的检测方法，这个方法是经过美国 FDA 批准的。这里没有利益冲突，跟发表文章没有任何关系，实验的质量和准确性永远是放在第一位的。

（早上 7 点 15 分）

（二）

这两天，大家对核酸检测的有效性有很多质疑，因而，我于昨天写了一个帖子，解释有多种因素会导致假阳性（请看昨日帖子和几天前的帖子）。现在趁我有几分钟时间，再补充几句。

1. 也许有人要问：纽约的 5 个疑似病例都先用了一个试剂测不到常见的病毒，现在其中三个又已经排除新冠病毒，那么到底是什么病毒导致这些病人生病？

答：

a. 这些病人的临床症状我不清楚，但是一定有症状，比如发烧之类，他们也一定去过疫区，或至少从中国在回纽约（还在 14 天内就发病了）。他们的样品都先用一个试剂检测了一下，这个试剂可以检测到常见的导致呼吸道疾病的细菌和病毒，但它不可能包括所有的导致呼吸道疾病的细菌和病毒。也就是说，也许导致这个人生病的病毒或细菌正好不包括在这个试剂中（我完全是猜测，没有依据）。

b. 检测时机（之前已经谈过）。

c. 对于仅有的几个病例（即便多也是），医院的主管医生、卫生局管传染病的专员、流行病学的专员、必要时还有纽约州的专员、CDC 的专家都会有详细讨论。他们是宁可"抓错"一千，不会放过一个，各种检查比如肺部 CT 等一定是会做的。

d. 实验室检测的技术员只要有样品，周末都是随叫随到。

e. 即使有肺炎，CT 的表象也许可以提示是哪种细菌和病毒造成的。

2. 纽约以及其它地区的民众一定要继续做到防范第一，不握手，不聚会，脏手不揉眼睛，不捏不抠鼻子，多洗手，房间空气流通，尽量不去医院（目前也是流感流行季节）。

（下午 1 点 20 分）

（三）

纽约市的第四例疑似病例核酸检测是阴性，网上已经有了。我们大家继续努力，周末在家做做清洁，听听音乐，拒绝焦虑，开心过好每一天。

2020 年 2 月 8 日

致我在国内的亲朋好友以及不认识的同胞们：

这周我在百忙当中听了两场音乐会。第一场在卡内基音乐厅，昨晚则是小型的钢琴独奏音乐会（在一个人家里的厅里），有巴赫和贝多芬的。听着听着，我心情愉悦，同时也想到了你们。

这些天来，真是非常委屈你们了，坚持蜗居，不出家门。持续这么多天，想必大家都会有精神上的痛苦，包括焦虑、烦躁、悲伤（李文亮医生的离去），进而发展到恶心，甚至想吐，食欲不振，吃了上顿，就在想下顿，因为除了做饭吃饭，也不知做啥好。便秘和失眠也可能出现。此外，天天刷屏，越看越着急。

以下是我的建议：

1. 这场战役不是一两周会打好的。大家要有打持久战的心理准备。居家不聚会是对的，但是，这不等于说你完全不可以出门。当然，前提是你居住在一个没有新冠病毒大流行的城市，比如上海。

现在有一种说法，说这个病毒会以气溶胶的形式在空气里生存，这是一种临床观察，并没有科学实验来证明（希望有关部门可以做一下）。然而，现在这个特殊时期，我们宁可信其有。当然，病毒也需要有一定的浓度才会感染人，就好比说我们做医生的在急诊诊室和留观室都要戴口罩，因为在这些小小的房间，都是病人咳出或呼出来的病毒和细菌。然而，我实在很难想象在室外，这个病毒怎么会有这么高的浓度？不过还是不敢完全不信。我们等待更进一步的数据出来吧。

上海目前每个小区都管得非常严，每天新增病例也很少（基于上海这么大的城市，有这么多的人）。如果小区无人得病，那么在家门口、在小区里出来呼吸一点新鲜空气，我觉得未尝不可（这只是我的想法，各位自己定夺）。如果遇到熟人，挥挥手远距离打个招呼就好了，千万不要停下来近距离讲话。建议你戴着口罩出去，完全没人的地方将口罩摘下，折好，不要弄脏，呼吸新鲜空气。万一看见近距离有人，无法绕道，一定戴好口罩。现在是非常时期，你只好把每个人都当作可能是感染者。听起来有点神经兮兮，但是现在是特殊时期，也没有办法。

2. 如果你家有阳台，也不妨每天在阳台多呆呆，拿个手机拍拍照，近距离，远距离。以前生活忙，你可能也没有时间这么仔细观察过你家周围的风景，现在可以了。

3. 每天在家打开电脑，跟着视频做一套广播体操。如果认真做两遍，你会出汗的。

4. 每天听一会儿音乐。可以在电脑里听一场完整的音乐会。比如，你可以把奥地利维也纳每年的新年音乐会听一遍（反正现在有时间）。这个音乐会大多数是施特劳斯家族作的圆舞曲，2020 年元旦加了贝多芬的曲子，因为今年是贝多芬诞辰 250 周年（1770 年 12 月）。

5. 可以刷手机看微信，但是每天刷的时间不要太长。一来对眼睛不好，二来把心情搞得很坏。要避开长时间看手机，你就要把自己的生活排得满一点。

6. 培养或重拾一种兴趣爱好。我的一位大学同学本来要来纽约玩的，我都已经给她买了从纽约去芝加哥玩的机票，买了我和她一起去费城、波士顿和华盛顿特区的汽车票，可是她来不了了，也回不了在日本的家，只能呆在上海。于是，她拿起身边仅有的彩色铅笔，结合当前形势,画了一组漫画,自己乐一乐,也做了义务宣传员。经她同意,我转发在此。如果你有什么爱好,也不妨试一试。或者可以将自己家里的家具摆设换一下,给自己一点成就感、新鲜感。

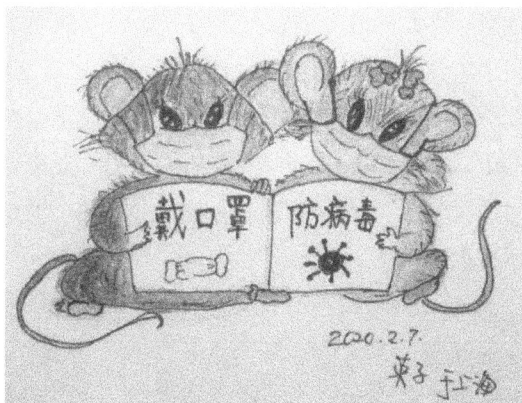

防疫卡通,作者:乐萍

7. 有老人的家里很多都有钟点工。这些钟点工在很多家串来串去,实在不安全。建议做子女的应该帮着照看父母一下(如果可能的话)。请钟点工暂时不要来,同时也要体谅他们,给他们一些钱,让他们有一点生活费。如果你给一点生活费,体谅他们,之后他们回来以后也会做得更好。拿出这点钱,就当是支援疫区。我们在国外也捐钱给我们的同行买隔离衣口罩之类。少这些钱,不会影响到你们自己的生活质量。

我之所以提这么多建议,就是为了让大家把情绪调整好,不要感到太压抑或烦躁,大家一起度过难关。

(完稿于 2 月 8 日早上八点)

2020 年 2 月 9 日

(一)

自 1 月 23 日起,我几乎天天写日记跟大家分享。我们美国中医药针灸学会的会长苏红提议帮我将随笔登在纽约 TCM 论坛的公众号里，我觉得这个主意特别好。她已经做了二期，我现在在微信朋友圈跟大家分享。内容跟之前发的一样，欢迎转发。

纽约 TCM 论坛由美国中医药针灸学会主持，世界各地包括美国本土、中国、欧洲、台湾和香港中医人士参与的网络论坛。论坛定期由中医专家给大家上课，内容十分精彩，不可多得。上课内容都会发布在公众号上。

论坛已两次邀请战斗在疫情第一线的中医专家给大家上课。昨晚的课由广东省中医院的黄东晖教授给我们讲授，内容十分实用，珍贵。黄教授在武汉中西医结合医院已经工作了 10 多天了，收治了很多病人。他的讲课也会发布在纽约 TCM 论坛的公众号里，请大家留意。

公众号里发布的文章（人在纽约·心系武汉 二）的下面也请注意我们学会捐赠的近况。

谢谢大家关注。

（从纽约去费城的路上-早上 6 点 15 分纽约 7 号地铁）

（二）

在疫情特殊时期，我们也天天在学新东西。2 月 8 日那天，当我想建议大家到空旷无人的地方去吸一下新鲜空气时，"气溶胶"三个字跳入了我的眼帘，吓得我倒吸一口凉气。我真的不太信有这么玄，那要多少病毒才能把空旷地方（注意是空旷地方，不是电梯和可能拥挤的超市）给污染了呢？不过，我还是谨慎小心地叫大家在自己的小区内（无感染病人）和阳台上吸几口新鲜空气。

昨日今天，连看到两篇关于气溶胶的文章，现转发给大家。特殊的日子，特殊对待，不敢给任何文章背书，也就是说我不能判断他们说的对或是错，只能继续观望。不过，我们还是可以用我们的正常思维和常理（common sense）来思考一下。病毒在单位平方米内要达到一定的浓度才会有机会侵犯我们的身体。如果在特别空旷的地方

（几乎看不到人的地方），带有病毒的气溶胶突然让一个在散步的人吸入，这个几率应该不会太大。

我这么说并不是要想让大家放松警惕。在国内的朋友们，要继续跟口罩做好朋友，时常戴，也要跟水龙头和肥皂做闺蜜，时不时地去零距离接触一下。但是，你们现在跟人（只要是人，随便什么人）都不要太亲近，即便戴着口罩还是应该尽量保持 2 米的距离，万一要打喷嚏或咳嗽马上要背道而驰，并用手臂挡一下。无论是亲朋还是好友都做到"六亲不认"，坚决不见面，不聚会。

纽约市民：我们争取继续零病例，你我他继续努力。有中国旅行史的市民必须居家隔离两周，美国 CDC 官网有规定和法律条款，不遵守法律者是要受严厉处罚的，请不要挑战法律。细节请上官网看，也可以跟我要具体内容。如你周围有人不这么做，你有责任和义务提醒他们。

我的家乡上海：大家一定要积极宣传回城隔离两周的要求。美好上海，要靠大家保护，无论你是老上海人，还是新上海人，这是你的上海。

武汉及其它全国各地：我们永远和你们在一起，爱你们，挺你们！

（从纽约去费城的 Megabus 长途车上。完稿于 2 月 9 日上午 7 点 30 分）

（三）

今天，我一早坐车来到费城，逛逛博物馆，也散散心，暂且让自己的脑子从"新冠病毒"出来一下。今早在路上写了两个短帖，现在玩完了，在回纽约的车上，决定再给大家写一段。

今天要写的是中医药在治疗新冠病毒肺炎的角色。前一阵，双黄连口服液炒得沸沸扬扬。这是老药新用，为追寻出处，李永明医生还特意查了文献，发现这是由韩太云老先生拟方首创。双黄连由三味清热解毒的中药组成（金银花-又称双花，黄芩，连翘）。关于韩先生拟的双黄连的疗效以及他的其它重大贡献，请细读李医生的文章（共和国不该忘记：是他发明的"双黄连"药剂）。双黄连本身没有错，上海药物所研究这个中药老方也没有错，可是之后的事情（抢购双黄连）究竟怎么发生的，是无意导致，还是有意引导，因为没有作调查，在此不给评论。但是有一点可以得知，这事多多少少给中药治疗此病蒙上了一丝阴影。

广东省中医院由黄东晖教授带队，在武汉中西医结合医院成功诊治了很多例病人，成绩斐然（见黄东晖教授"中医治疗新冠病毒肺炎的思路和病例分享"，纽约中医论坛）。中医治病因人而异（辩证施治），讲究全身治疗，因而疗效显著。如果你是医生，特别是中医医生，非常建议你听一下黄教授的讲课。你要一直到帖子的最下面，就能听课。

另外，大家可能也看到了肺炎 1 号方（颗粒制剂，由一方制药成批生产）的诞生。此方由广州市第八人民医院中医科制定，适用于轻症或疑似病例。大家注意，这个成药不能用于提高免疫力来预防这个病，不适合病人在家使用，也不适合重症患者。

你们也可能听到某些中成药可以提高免疫力。但是依我看来，为此出门买药是不值得的，远离病毒还是第一位。

（晚上 7 点从费城回纽约的路上）

2020 年 2 月 10 日

（一）

出门戴口罩，
洗手用肥皂，

尽量少出门，
屋里做早操。

指甲要常剪，
咳嗽要捂牢，
外套放袋里，
扎紧放门边。

心情要放松，
规定要配合，
学习新知识，
防疫放首位。

祝国内的父老乡亲们健康，远离病毒。

（二）

介绍一幅名画，叫"The Gross Clinic（Portrait of Dr. Samuel D. Gross）"，艺术家 Thomas Eakins 画于 1875 年。描写的是当时外科开刀情景，由 Jefferson Medical College 同学会买下来送给自己的母校。2007 年由费城艺术博物馆和宾西法尼亚精细艺术学院共同买下来，共有 3400 捐款者。两个博物馆轮流展出，我昨天在精细艺术学院（Pennsylvania Academy of the Fine Arts）看到。

（上班路上，早上 8 点 15 分）

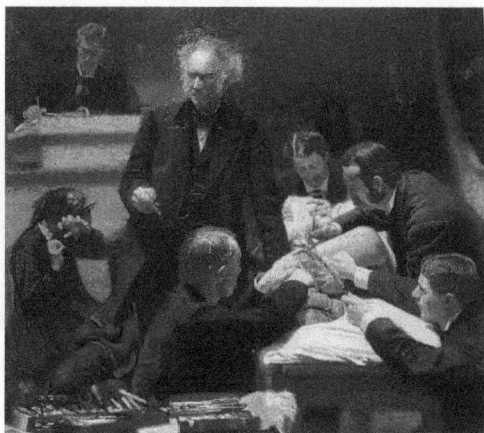

油画 "The Gross Clinic"

（三）

纽约市的前 5 个疑似病例核酸检查结果都是阴性。目前还有 1 例在等待结果（pending）。这些结果在网上都能查到。我们大家继续努力。

这里是美国 CDC 的网站。需要的时候你们可以查一下美国目前的规定。如有违规，将会有很大麻烦。[3]

（晚上 7 点 45 分）

2020 年 2 月 11 日

今天本来想休息一天，不写日记的。可是刚刚又看见群里在传"法拉盛有两例确诊冠毒肺炎的病例"（用英文写的），所以我只好再发一张跟昨天一样的报告。不过这张是我刚刚查到的。根据市卫生局的报告[4]，纽约市目前没有确诊病例，有一例还在等待 CDC 的结果。仔细看其它群里发的东西，看上去是有人加了一个跟下面内容不符合的标题。

我们大家还是要做到常洗

www1.nyc.gov/site/dol

Case Count in NYC

Testing to determine whether the pending cases are confirmed as positive or negative will take at least 36 to 48 hours.

People Under Investigation in NYC

As of February 11, 2020:

	NYC Residents	Non-NY
Positive	0	
Negative	5	
Pending	1	
Total	6	

---

3 https://www.cdc.gov/coronavirus/2019-ncov/travelers/from-china.html?From=groupmessage
4 疫情刚开始时，纽约市卫生局的网站每天更新病例报告。

手，不聚会，休息好。记住一句古人的话："正气存内，邪（比如病毒）不可干。邪之所凑，其气必虚"。

　　祝大家有一个轻松的夜晚。

（下班路上，晚 7 点 25 分）

2020 年 2 月 12 日

（一）

　　国内疫情还在继续，希望湖北武汉能尽快控制局面，其它地方继续打好保卫战，其中也包括在美华人聚集的纽约市。

　　现在，美国各大航空公司停飞，国内还是有飞机来纽约，只是班次减少。我们欢迎同胞们回家，衷心希望你们平平安安，并且在家自我隔离两周，这样就保护了你的家人、邻居、同事、社区以及整个纽约市。

　　无论如何，日子还是要继续。因为疫情，我每天上下班路上的时间变得尤为珍贵。今天再给大家介绍一幅名画。这幅画也是由美国艺术家托马斯依肯斯（Thomas Eakins）画的。他是在上次画 The Gross Clinic 之后的 14 年以后画的。这一次，他是受约于宾州大学，画了这幅画叫 The Agnew Clinic。大家注意一下，在 14 年后展现

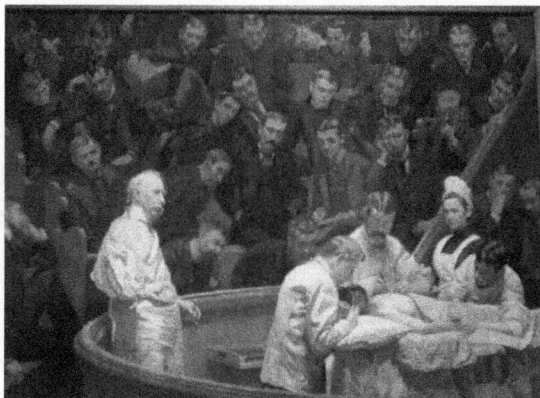

油画 The Agnew Clinic

的开刀场面中，医护人员已经开始穿制服了。当时这位令人尊敬的外科医生正要退休，宾州大学三个班级的学生请艺术家画了这幅画作为给老师的退休礼物。这幅画曾多次在大型展览中展出，目前在费城艺术博物馆展出。

费城艺术博物馆在每个月的第一个周日以及每周三晚 5 点到 8 点免费入场，大家有机会可以去看看。顺便说一句，Barnes Foundation 也是在每个月的第一个周日免费开放。两个博物馆大约是步行 15 分钟的路程。附近的罗丹博物馆每天随意付费。

（上班路上，上午 8 点 15 分）

（二）

纽约市共有 7 个疑似病例，其中一个不住在纽约市，只是在纽约市看病。目前所有的病例核酸查出来都是阴性。也就是说纽约的疑似病例都已经被核酸检测排除。我相信这些病例也都有过其它必要的检查。

最近我们在微信中收到关于一个从香港来的人可能是疑似病例的帖子。问了几个人都说是转过来的。可是纽约今天并没有新的疑似病例啊，难到这个人还没有被找到？？怎么回事呢？大家想想看！

（下班路上，下午 5 点 20 分）

（三）

刚发出之前的帖子，就接到两个朋友说有些国内回来的人并没有遵行美国的规定在家自我隔离两周。请将下面的文字转给他们。举报电话也包括了。如果他们不想有非常不愉快的后果，请立即自觉在家隔离，否则后果自负。

保护纽约，人人有责！

提醒大家一下，美国疾病预防控制中心 CDC 最新规定大陆来美人士必须自我隔离 14 天。如违反此项规则，可处以 1000 美元罚款或者 1 年以下监禁。

民主国家靠自觉，维护华裔形象靠大家。

CDC 举报电话 800-232-4636

美国疾病预防控制中心 CDC 规定。[5]

处罚法规原文（见注释）[6]

（下班路上，下午 6 点 15 分）

（四）

我这里还有一个具体怎么接机，怎么在家隔离的好帖子，请大家到处转发。

下面这个帖子比较适合人人开车的地方。如果生活在纽约的人，可否请接机者戴上 N95，给回来纽约的人也戴上口罩，戴上手套，套上干净上衣和长裤，换双鞋子？但是，不是每家都有自己的车，也不是每个人都会开车，怎么回家呢？这是一个非常有挑战性的问题，我们大家想一想，我们怎么以最安全的方法让需要隔离两周的人安全到家？

如果华人把这个病毒带来美国而导致在美国流行的话，后果不堪设想。

我们多数人都是美籍华人或绿卡持有者。请爱护好我们的居住国。只有把美国保护好了，我们才能全力以赴帮助国内的同胞。也请大家注意一点，纽约现在一罩难求。如果有流行，大家无法招架！

以下是来自外州朋友的转帖。

"回美国的朋友们注意事项"

希望大家转载！

"为了最大程度地减少新型冠状病毒传播的可能性，Howard

5　https://www.cdc.gov/quarantine/aboutlawsregulationsquarantineisolation.html

6　https://www.govinfo.gov/content/pkg/USCODE-2011-title42/html/ USCODE-2011-title42-chap6A-subchapII-partG-sec271.htm

County， MD 两位医生建议给最近从中国飞回本地的朋友们（简称A）一个可以遵循的大致流程，呼吁大家主动帮助这些家庭度过潜伏期。只要做到这些，我们不必恐慌。

首先请戴口罩勤洗手，出入境请填写/述说真实情况。如果出境时没有症状，会被建议回家隔离两周。不要坐出租车以免在一个密闭空间传播给司机。去接机的配偶/朋友请开 A 的车或者一辆可以闲置两周的车。另外找一位朋友跟车，在机场 pickup 处看到 A，挥手让A 把自己的车开回家。接机者跟朋友车回家。

A 回家后由家人朋友送 grocery 或饭菜，两周隔离不得出门。衣服箱子之类尽量消毒。

如果 A 家里有配偶和孩子没有回中国的，必须让配偶在接机前带两周的衣物和孩子需要的东西住到朋友家，配偶孩子两周不能回家。

如果 A 在隔离期出现症状，请打 CDC's Emergency Operations Center （EOC）at 770-488-7100。CDC 是唯一有能力做病毒检测的，咽拭子做 RT-PCR，应该两小时就能出结果。CDC 会协助当地健康部门采集和运输样本。希望最近回美的朋友让身边的邻居，同事和朋友们知道，相信很多人愿意帮忙。让我们共度难关。"

（下班路上，晚上 7 点）

（五）

湖北省 2 月 12 日公布"新增病例 14840 例"。听起来是不是吓一大跳？确实是。

据专家分析，至少有两个原因导致新病例剧增。

1）诊断试剂到位，更多的人得到检测。

2）即使核酸检测阴性，只要临床诊断明确，比如临床典型的症状与体征，CT 显示冠毒肺炎，就是确诊病例。

其实前些天病人也多，只是诊断方法死板，仅仅局限于核酸检测结果。也就是说，由于检测方法或者说试剂本身的原因产生了一些假阴性。因而，其阳性率远不能反映真实情况。同时，试剂不够用，有些病人明明症状已经非常明确，可是因为没有得到检测，还是不给诊断，继而不给治疗，好多人就这样被活活拖死，好惨痛的教训！

2 月 12 日（北京时间）所报的数字就好像是打扫战场一样。战打完了，好好清点了一下，死伤惨重，希望这是一个拐点，之后的病例慢慢（最好是快速）下降。我们拭目以待。

（2 月 12 日晚上 9 点，此时中国时间是 2 月 13 日早上 10 点）

2020 年 2 月 13 日

（一）

今天，我请假一天去波士顿走自由之路（Freedom Trail）。这是我几个月前计划好的事情，只是原来应该来纽约玩的同学因为飞不过来而缺席，我只好带着我和她的心愿去一次波士顿。一路有她的漫画陪伴，倒也不错。

不知大家有没有注意到，昨天晚上的新闻里说美国 CDC 认为冠毒肺炎有可能在美国流行。目前美国一共 13 例核酸确诊病例，数字不大，但是 CDC 这么说一定有它的道理，大家一定要非常重视这个事情，绝不能掉以轻心。

除了医疗系统能够做的事情之外，我们能够做的事情是：

1. 该隔离的就必须隔离。遵守法律，人人有责。保护我们的城市，义不容辞。

2. 咳嗽或打喷嚏不要用手去挡，要用纸或者手臂去挡。

3. 人人都要勤洗手。

4. 不要用未洗过的手去揉眼睛、捏鼻子。随身带干净的手纸。

5. 不聚会。

6. 若有不舒服，不要去家庭医生那里。给你的医生打电话咨询去哪里看病。

7. 非特殊情况不要去医院的急诊室。

8. 家里有小孩子的话，也要教他们一些基本常识。

虽然是老生常谈，不过多提醒还是必要的。

（去波士顿的路上）

（二）

自由之路

阴雨冬天
我独自一人
来到不算太远的波士顿
为的是走一走"自由之路"。
自由二字
在非战争年代
只要你不犯罪变成阶下囚
人人拥有。
可如今在大洋彼岸
我们的亲朋好友
几乎要失去了自由
何等讽刺？
每家发一张通行证
出门时要握手中
如有三人结伴
小心派出所的人找上门。

我沿着红砖

走完了自由之路

风雨交加的冬天

我竟然乐在其中。

远方的朋友们

希望你们早日重获自由

沐浴在阳光下

想去哪儿就去哪儿

因为这一点也不奢侈！

（从波士顿回纽约的路上，晚上 5 点 50 分）

（三）

中央公园的"雕塑"

李医生

你可曾想到

千千万万个中华儿女

在 2 月 7 日那天

喉咙堵塞，欲哭无泪

为的是不曾相识的

你的离去……

不知你有没有

带着妻儿

驻足纽约

来过美丽的中央公园？

而今

你和我们相聚在这里

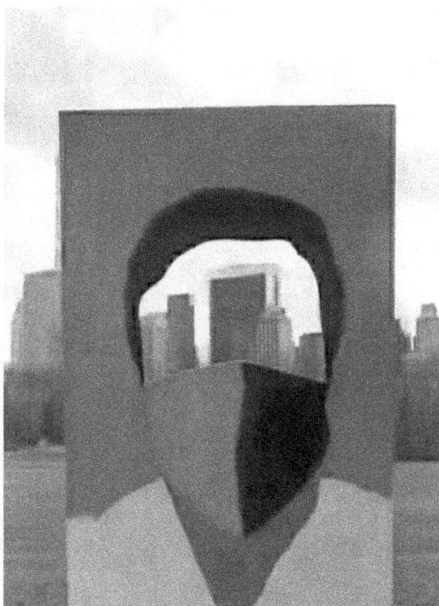

部分纽约华人聚集在中央公园纪念李文亮医生。这是为纪念活动而制作的手举牌

一个可以高歌的宝地。

在这里，你无所畏惧

因为有我们

在这儿陪着你……

2020 年 2 月 15 日

（一）

今早醒来，就看见大学同学在朋友圈放的帖子：上海中医医疗队出征武汉，支援雷神山医院。医疗队包括上海中医药大学的三个附属医院（曙光医院、龙华医院、岳阳医院）和上海市中医医院。

我曾经在曙光医院工作多年，对医院有着深厚的感情。那里有当年跟我一起分配到曙光医院的 20 多位同班同学，有一起奋战在急诊室的一条战壕里的战友，包括医生和护士。读着帖子，心里好一阵心酸与激动，特别要为中医人为国分担的这种精神点一个大赞。国家有难，匹夫有责，这些同道们道别家人同事，奔赴一线，此时此刻，个人的安危已经完全放在一边。

我们诚恳地希望在这场灾难过去之后，政府能否重新制定一些方针政策，保持透明，鼓励说真话，杜绝拍马屁与隐瞒真相，并且为此立法。那些为了个人名誉地位不如实汇报的人是不道德的。上层不懂专业却掌握决定权的体制也要摒弃。付出成千上万个性命为代价是人性所不允许的。生存权人人都拥有，不分贫富贵贱！

最后祝我们的医疗队圆满完成任务，更重要的是他们每一个人都能健健康康地回来！

（周六上午 8 点 40 分）

（二）

疫情开始后，我在一月下旬开始写"日记"。我跟朋友们说"我很忙"。看见谣言四起，我要用事实来辟谣，以免民众恐慌；我想及时把纽约的"战事"报告给大家；我也想用自己的专业知识告知民众如何解读那些文章；我更想呼吁无论你在国内或是在国外都要有非常强烈的防范意识。远离病毒，比什么都重要。

感谢苏红医生帮我编辑整理放入纽约中医论坛公众号[7]，现将第四期在此转载，也欢迎大家转发。祝大家周末愉快，祝在美的朋友们长周末愉快！

（早上 9 点）

2020 年 2 月 17 日

（一）

各位周一好。今天是美国总统节，我们休息。

我这个"小喇叭广播站"昨天"歇业"一天，在家做家务。今天本来还想继续歇业的，可是从昨晚到今晨不断有人给我个别发微信（谢谢大家对我的信任），转发视频微信求证，所以我只好"开业"，谈谈我的想法。

1. 最近常有对美国 CDC 的负面新闻。美国 CDC 在工作上遇到一些问题，公开让大家知道，这说明了他们对民众的负责态度。美国 CDC 永远走在各种疾病防治的第一线，他们不光对美国负责，还帮助他国，这些我们大家都有目共睹，我们要信任他们。

7　"纽约中医论坛公众号"由美国中医药针灸学会主持，有一流的专业创新团队，聚集了各科中医专家，以网络交流为主，分享针灸和中医药科研与临床方面的进展。

2. 我也看了视频，对于视频的内容，我无法查证。视频里似乎说的阳性病例是 CDC 确认的。但是，美国 CDC 至今没有宣布在纽约州包括纽约市查到核酸阳性确诊病例。我个人认为，美国 CDC 没有必要、也不可能遮盖事实。如果有病例，他们一定会在新闻中报告。我们大家还是继续跟踪新闻比较好。之前的很多次重要病例发生（比如埃博拉病毒），新闻媒体都在纽约的表维医院（Bellevue Hospital）门口等着，我想说的是媒体一定不会错过各种蛛丝马迹，如有真事，他们一定会实时（real-time）报道的。如果在接下来的两天或三天中媒体没有报道，我高度怀疑视频内容的确切性和真实性（对有没有疑似病例我们不好确认，CDC 应该会公布有没有确诊病例）。当然，我们大家继续高度留意新闻报道是必要的。我们也希望 CDC 能及时更新他们网站上信息，以消除大家的顾虑。

3. 我以前也说过，如果没有 CDC 确诊病例，这只能是说在他们查过的病例中没有得到阳性结果。我们也可以推测，在纽约市没有重危病人。因为如果有这样的重症，经过反复检测有效样品，应该能检测出；如果核酸检测不出，CT 应该也能看出这种肺炎的特征性的表现。如果有，医院会隔离这样的病人。因为现在全球都知道有些病例的核酸检测可能就是假阴性（原因众多，不再重复）。但是我要重申的是，在人群中究竟有没有这种轻病人（他们没有去看病）或者是携带病毒但是完全没有症状的人，我们不得而知。

4. 因为我们不能完全确定周围有没有轻症或携带者，我们要继续做到：

a. 从国内回来的人要严格自我隔离两周。

b. 我们大家常洗手。

c. 不聚会。比如小孩子的生日 party，大人的周岁纪念今年就免了，以防万一。

d. 开窗通风。

e. 万一怀疑自己可能有这个病，不要去家庭医生诊所，给医生打个电话咨询一下，必要时打电话去大医院急诊，预先告知情况，让他们安排救护车接你去，不要坐公共交通或 car service 去。万一有病，绝不传染给其他家人、开车司机以及医务人员。

f. 平时注意休息，以保持良好的免疫力。

（早上 9 点 20 分，今天休息在家）

（二）

大家可以读读下面的新闻。一位 28 岁在纽约州 Troy（离开 Buffalo 4 个半小时车程）RPI 大学读书的中国男性学生最近死于流感 H1N1. 我们痛感惋惜，希望他的家人坚强，安好。

新闻都会报道的，我们还是注重看新闻。

（三）

针对昨日今天广泛流传的电话对话视频，Erie County 来消息了。Buffalo 也包括 Buffalo 大学没有新冠病毒肺炎的病例。

在美国的朋友们晚安，在国内的朋友们早上好。

（晚 8 点 49 分）

2020 年 2 月 18 日

今天读了两篇特别重要的文章。

1. 几位在美国的华人病毒学家撰文并联合呼吁：他们坚信新冠病毒是人从动物那儿感染到的。该病毒并非人为改造的病毒。呼吁大家不要相信那些阴谋论。

2. 美国国家过敏和感染性疾病研究院主任 Dr. Anthony Fauci 接受"今日美国"（USA Today）采访记录，内容非常全面。如你能读英文，请读一下，非常值得。[8]

Dr. Fauci 认为中国做了没有其他人会做的事，那就是武汉封城，其它省市也叫老百姓关在屋里不出门。他认为这个办法最后会有成效。他也不太认同人为制作新冠病毒的说法。

我做了几个截屏，大家可以读一下。

（晚上 10 点）

2020 年 2 月 21 日

疫情方面的消息有好有坏，但是似乎坏的多一些。上海连续 48 小时零病例，令人鼓舞，但是国内几个监狱出了问题，日本韩国情况也不佳。特别令人伤心的是武汉一位 29 岁本来 1 月 8 日要结婚但是因为疫情推迟结婚的彭医生不幸去世，不知他的父母和未婚妻如何面对？

纽约一片祥和，没有确诊病例，也没有新增疑似病例。但是昨天新闻里再次提到美国 CDC 认为这个病会带到美国，而且美国没有足够的相应医疗设备和防疫材料（大家可以上网查原话）。为此，我觉得我们在维持正常生活的前提下，还是要有警觉性。

首先，如果哪位有家人，有朋友或同事从国内回来，还是一定要他们做到自我隔离至少 14 天。这是最有效的预防措施，也是对美国最大的贡献。其次，以前再三提到的多洗手，不聚会还是要坚持。美国还在流感季节，多洗手以及其它一些个人卫生习惯对预防流感也有非常积极的作用。

8　https://www.usatoday.com/story/opinion/2020/02/17/new-coronavirus-what-dont-we-know-dr-anthony-fauci-q-a-opinion/4790996002/?from=group message&isappinstalled=0

希望我们远离这个病毒，平平安安过好每一天。

（上班路上，8 点 24 分）

2020 年 2 月 22 日

今天是 2 月 22 日，周六，纽约天气晴朗，阳光明媚。我下午 2 点赶到法拉盛听一个艺术和美术史的讲座。听讲座之前，我抽出一点时间跟大家谈谈我看了 CDC 官员最近的发言后的感想[9]：

1. 美国 CDC 非常务实，有前瞻性，他们根据对目前病毒流行现状的分析做出了今后工作的规划。

2. 美国 CDC 分工非常细致，每个科学家在自己的领域都是领先的，专一的，我们要相信他们的预测与判断。

3. 我在工作中与美国 CDC 有过不少交往。CDC 的科学家们永远是热心地帮助各州和大城市的公共卫生实验室，帮助他们在自己的实验室建立新的实验方法。他们总是实实在在地、慷慨地、毫无保留地帮助大家，我们都非常感谢他们的鼎力相助。

4. 每当疫情爆发，美国 CDC 永远冲在第一线。就说这次病毒爆发以后，他们夜以继日地工作，为的是及时地准确地检测各地送来的样品。

5. 希望大家给予美国 CDC 多一点信任。我们能做的就是积极配合，尽量不要让这个病毒在美国流行，或者来得晚些。也许到那个时候，疫苗有了，特效药也有了，我们就不怕了。

9　发言的链接在此 https://www.cnbc.com/2020/02/21/us-health-officials-prepare-for-coronavirus-outbreak-to-become-pandemic.html?scene=1&clicktime=1582317164 &enterid =1582317164&from=singlemessage&isappinstalled=0,

2020 年 2 月 23 日

在当今特殊的日子里，
有多少人出借
爸妈，兄弟姐妹，丈夫或妻子，
甚至外公或外婆，爷爷或奶奶。[10]

被出借的人们啊，
希望你们保重，
在几周后
平平安安地回到你们亲人们的身边。

我们期待平常的日子再次出现，
亲人们常伴左右，
在风和日丽，
或是细雨蒙蒙的日子，
自由自在地散步于黄浦江边……

（周日早上 8 点 15 分）

2020 年 2 月 25 日

（一）

各位早上好。

以下这个表格跟以前我截屏的表格有所不同。数据包括了纽约

10　上海医院的医生护士被派到疫区医院去帮忙。

州（26 例阴性，不包括纽约市），和纽约市（6 例阴性）。纽约市的情况与一个星期前是一样的（图片未显示）。

纽约的朋友们，请不要松懈。从国内回来的人要自我隔离两周，即便你从目前没有新增病例的城市，比如上海。原因是你坐了飞机，你不知道飞机上其他人的情况。大家要继续多洗手，不聚会，睡好觉，绝对不要得新冠肺炎，也尽量不得流感，最好连普通感冒都不要得。

春天快要来了，也就是说等花开了，过敏季节就会来临。喷嚏多了，咳嗽多了，大家要养成好习惯，用手臂捂住口鼻，而不要用手。谢谢大家配合。

（上班路上，早上 8 点 15 分）

（二）

上海人，有今天的成绩不容易，来之不易啊。能不能做到以下几点：

1. 在家包光明邨的大馄饨，坚决不去点心店门口排队。

2. Costco 羊角面包是不错的，但是自己家里的菜肉包子也不错的，先吃家里的包子，等国泰民安了再去吃羊角面包。

3. Costco 烤鸡是蛮好吃的，也便宜（美国 5 美金一个）。但是，自己家里做个椒盐鸡块，味道也是相当好的。

4. 网红店就在网上看看，不要到店门口去排队。

5. 想聚会吗？可以的，微信聚会。大家约好一个时间微信电话，效果不错。

坚守家里勤开窗，
如果出去戴口罩，
回家洗手不能忘，
远离病毒是关键。

（下班路上，下午 6 点 10 分）

（三）

上海没有医务人员感染。一个字：棒！二个字：很棒！！三个字：极其棒！！！

有一个明事理、有专业头脑、有奉献精神的领路人太重要了！谢谢上海的公共卫生专家。

2020 年 2 月 26 日

（一）

中医正在面临一场严峻的考验。每个中医人都应该认真思考这个问题：中医中药在新冠病毒的治疗中的角色是什么？

1. 中医中药在这场疫情中起到了非常积极有效作用是有目共睹的。

2. 邓铁涛和其他中医老前辈为保护中医所作出的努力是非常可贵的。历史要铭记他们的贡献。

3. 如何客观地评估西医的作用是极其重要的。如果没有西医，人的寿命怎能在过去的几百年延长那么多？

4. 为了提高中医地位而贬低西医的作用是非常不可取的。

5. 中医药在方舱医院的治疗上起到了非常积极的作用，这是大家有目共睹的。但是如果把方舱医院的死亡率和普通医院比是不理智的。我们要恰到好处地宣传中医，而不能用这些不合理的数据来强调中医的作用。因为众所周知方舱医院收治的是比较轻的病人。不恰当的宣传会起到反作用。

6. 有些宣传中医的帖子或有些人提到"中药才是治疗新冠的特效药"或者"西医除了做核酸检测外做不了什么事"（不一定是原话，

但是就是这个意思）听起来是给中医长势力，实际上这么不明事理的说法从本质上来说是抹黑中医，让别人觉得中医不客观，自吹自擂，闭着眼睛说瞎话。如此，只会让世人看不起中医，希望大家深思。

中医是世界的宝库。正因为如此，作为中医人要好好地保护它。

（二）

下班路上，读了朋友转来的（叫我鉴定一下真实性）的文章。我一看就是内行写的，所以在此转发一下。

美国的流感检测系统真是这样的，联邦有专门经费来做此事。

每年在流感的初发期、中期、结束期除了医院自己检测有类似流感症状（flu like illness）的病例外，他们也抽样送到所属的公共卫生实验室检测，也有些业务比较忙的私人诊所全年送样品检测。阳性样品抽样送到 CDC 做序列检测，决定下一年的疫苗制作。同时，其它样品还抽样送去检测看有没有耐药的病毒。

养老院一旦有多人生病，就马上免费做检测，查看是什么病引起的。

美国的检测系统设计非常细致，即便没有新冠，检测系统也常年运行。美国 CDC 是非常可信的单位（我一再强调），我们大众的任务就是配合 CDC 和地方卫生局的部署，同时每个人自己定好预防措施。

（晚上 7 点 44 分）

2020 年 2 月 27 日

晚间报道（一）

昨天纽约州的一个疑似（pending）病例结果已有，是阴性。这个样品应该是从长岛送的，长岛的朋友们放心。

（下班路上，5 点 15 分）

晚间报道（二）

纽约州包括纽约市虽然没有病例，但是州卫生局和市卫生局一直是全力以赴地在部署各方面的工作，每周一次例会，医院和医生都可以参加。他们被告知如何接待疑似病例，如何上报卫生局，电话都是 24 小时值班。

为了大纽约地区的安全，有好多人在不惜一切地努力工作，作为纽约市民，请大家一定要积极配合。其它地区对从中国回来的人都严格跟踪随访，但是纽约市好像没有这样做，这就需要大家配合，如果有需要，自我隔离两周，每天测二次体温。

保卫纽约，是我们的职责！！

（下班路上，6 点 12 分）

晚间报道（三）

在这特殊时期，我们还是要保持良好心境，不恐慌，不信谣，更不能传谣。有疑问时，上 CDC 网站查询，如果有重大事件，市长马上会有新闻发布会（卫生局局长就站在他旁边）。

周末将到，如果天气不是太冷，可以去公园走走，放松一下自己的心情。3 月 7 日和 3 月 8 日纽约大都会博物馆对美国银行卡持有者免费开放。3 月 6 日周五晚上可免费去两个非常好的博物馆（德奥馆和 Frick Collection）的其中一个。

日子不易，生活继续，

若能享受，绝不放弃。

与各位亲朋好友共勉。

（下班路上，晚 6 点 30 分）

晚间报道（四）

今早在朋友圈读到汤同学转发的好文（他得到作者同意转发"李慧灵教授的访谈"）。我申请转发，但是他迟迟不作答复。我决定自作主张，转发算了。

晚间报道（五）

今天的晚间报道以纽约市卫生局局长给纽约市中小学家长的一封信为句号。

大家注意，纽约市卫生局局长发的可是一封中文信。我相信还有西班牙文和其它非英文的版本。大家可以看出政府有多用心。国内的朋友也可以看看我们纽约市卫生局局长的中文信。

（下班路上，晚 7 点 03 分）

2020 年 2 月 28 日

早上报道（一）

昨天多个朋友在问我要不要在家囤货。我回答说，纽约现在一例病例都还没有，囤啥货？大家要保持冷静，继续关注，做好自己最重要（基本防范措施），拒绝谣言。

但是做好家里应急计划（注意是计划）没有错，这不仅仅为新冠病毒，每个家庭平时都应该做到心中有数。比如，万一整个城市停电，或有自然灾害回不了家，大家怎么办？如何取现金（身边要有一张 ATM 卡）？常用药有没有随身带一点？谁可以帮忙接小孩？这是 Emergency Preparedness（应急准备），为的是有最好的 Emergency Response（应急反应）。祝大家有一个舒适的周末。

（上班路上，早上 8 点 21 分）

早上报道（二）

也许从昨天开始有人看见这个帖子：美国承认第一例新冠源自美国。看到这个帖子，让我啼笑皆非。事实是美国昨天确诊一例没有疫区旅行史（travel history），也没有明确接触史的病例，考虑可能是第一例社区感染。

国内翻译的人要多多思考自己翻译的正确性，有意或无意误导民众都是不可取的，也是要让世人笑话的。

如果真有 Jimm Chen 这个人翻译了这句话，如果他服务于国内某个新闻机构，建议他的单位扣发他这个月的奖金。但是我估计是有人有意误导民众，可悲也可恶。

（上班路上，早上 9 点）

晚间报道

昨日纽约市送了一个样品到 CDC，该病人有意大利旅游史，周末应该会测吧。希望纽约市保持零记录。

然而，不管纽约有没有确诊病例（如果/万一今后有确诊病例也不要太紧张），我们都要保持冷静。我们的医疗系统已经处于作"战"状态，随时准备应"战"。纽约的民众尽量管好自己，勤洗手，不聚会，不信谣，不传谣。

国内的有些人在繁忙的抗疫战斗中还要编写一些文章，而且是冠名"中科院"，把病毒来源细细分析了一下，说是病毒从大洋彼岸带过去的，今天又一次让我啼笑皆非。

另外，今晨我在一个群里看到一个国内的群友写到"美国不要像武汉一样低估疫情"。我真是不知道这是怎么了？看来美国的真实情况国人看不到，因而我这个"小喇叭广播站"的报道也是需要的，多少给我们在国内的亲朋好友报一个平安，给一点安慰。

（下班路上，晚上 9 点 07 分）

2020 年 2 月 29 日

周末报道（一）

在纽约或美国其它地区的朋友们，我抽出周末非常宝贵的时间给大家写一段话，请大家无论如何不要到中国超市或 Costco 抢买大米。

第一，没有这个必要。就算纽约有确诊病例（请注意，不要误读，我是说万一将来有病例，不过到今天为止还没有），也不要去抢购。要知道医院每天都在诊断各种病人，每天都会有人离开这个世界，这是正常的。过度反应真的没有必要。

第二，因为抢购，也许个别商店会因此涨价，吃亏的是我们自己。

第三，请大家一定要注意华人形象。我们现在生活在国外，开心，舒适，自在。新冠一事已经让一些美国民众对华人有看法。市府再三强调不能对华人歧视（我本人没有什么感觉，但是社会上一定有）。如果我们华人去抢购大米，会在整个社会中留下非常不好的印象。

因此，如果为了你自己不受歧视，为了你的孩子在学校不受歧视，请不要去囤米，正常购物，过好日子。

我今天上午去超市买菜，一切正常，泰国香米还减价。不过收银告诉我昨天米都卖完了，今天又上架。感谢我们华人超市不涨价，货源充足，保证供应，好样的。

Disclaimer（免责声明）：我放了这张照片不是为这个超市做广告，只是觉得这个照片适合我今天的题目。

美国的华人超市物美价廉，我们每周开心买菜。

（周六中午 12 点 30 分）

周末报道（二）

四年才有一次的 2 月 29 日，注定是不平凡的一天。刚刚写完周末报道准备出去玩玩，跑个博物馆，可是看到了总统的记者发布会，决定留在家里再写几句。

发布会有总统、副总统、NIH 传染和过敏疾病的主任，CDC 主任在场。要点：1. 华盛顿州已经有 1 例因冠状病毒死亡的病例。2. 目前美国 22 例确诊病例（没有包括公主号来的 42 例和从武汉来的 3 例），病例似乎是增加了几例。3. 对新冠病毒美国还是处于低风险。4. 再三强调旅游限制（详见 CDC 网站）。5. 美国会继续保持信息透明。

无论纽约有没有病例，我们还是要做到之前所说的，同时做到不恐慌，不传谣。相信我们的 CDC、州和地方卫生局。当我们大家在家休息的时候，各州做公共卫生检测的人可能在加班，为的是保护我们各个城市，保护美国。大家要多给一点信任，少一点无辜指责。更不能轻信谣言，让那些造谣的人得逞。生活仍然是美好的，让我们继续前行。最后，我还是要再加几点，这些跟病毒无关，跟我们华人在美的形象有关。1. 穿着得体。不是要名牌，只要得体。2. 绝不随地吐痰（我知道绝大多数的华人不会，可是个别人还是会），千万不要说其他族裔也有人吐痰，我们先做好自己。3. 不在公共场所大声打电话，说中文。毕竟我们身处异乡，要尊重别人。尊重了别人，也等于尊重了自己，别人也就尊重你了。4. 打喷嚏咳嗽时一定要用手臂捂好。5. 坐车要排队，上车要谦让，见老弱病残一定要让位。6. 保持友好的笑容。

（周六下午 3 点 55 分）

周末报道（三）

今天休息，决定投入整天写报道。

首先有好消息报告一下。我刚上网查了，上周末送往 CDC 检测的病例结果已经出来，是阴性。那个人有意大利旅行史。

这次写两个要点：

1. 昨天有国内朋友求证，在美国做核酸检测是否要自掏腰包 $4500。今天又在一个群里看见这样一句话，说美国检测需要自费 3270 美金（不清楚这些价格是如何定的，而且还不一样）。我回答一下这些来自国内的问题或谣言，美国做核酸检测很早就开始了。CDC 最先开始做，最近各个州也紧紧跟上，所有检测都是免费的。当然检测只是对有需要的人做，不会普查。随着各州和地方的实验方法建立，检测速度会加快，范围可能也会大一些（但是还是要符合检测条件），这样可能会发现得更快一点。但是，CDC 收到样品后当天就做。美国的公共卫生系统还是很强大的。

2. 有帖子说"患者数量远比官方公布的要多"。我不在 CDC 工作，但是美国的 CDC 是绝对不会虚报谎报结果，只要查到阳性，就一定会报。

另外，就如我之前说过好几次，比如纽约到今天 2 月 29 日为止是零病例，只是说被查过的都是核酸阴性。如果有人没有症状，或者没有去查，当然不会知道。所以回美隔离至少两周，平时多洗手，不聚会是非常必要的。

（晚上 9 点 10 分）

2020 年 3 月—4 月

疫情爆发，纽约停顿期

纽约市于 2020 年 3 月 1 日确准了第一例新冠病例，之后病例数一直上升。3 月 7 日，州长库默宣布纽约州处于紧急状态；3 月 16 日，纽约州公立学校关门；3 月 22 日，纽约州开启"停顿"（Pause）状态，只有必须外出工作的人（essential workers）才可以出去上班，其余人必须呆在家里。4 月 15 日，州长发布口罩令。我天天上班甚至加班，周末也只休息一天。每天签发一大堆新冠阳性结果的报告，令我心里发寒。我天天在微信朋友圈呼吁，有时一日多次，希望大家重视防疫，并知道如何防疫。

2020 年 3 月 1 日

今天是周日，晨起一直在想一个大家关心的问题，就是网上传的关于美国疫情方面的消息都要经过副总统彭斯的点头才能发。有国人甚至说这样做会不会犯当初武汉犯的错误，即为了维持稳定，而不告知实情（我在好几个群里看到这样的说法）。我想跟大家谈一下我的理解和想法。

首先，大家不要过度解读，更不要误读。国家要这样做，是有道理的。每个人对疫情的反应、理解有可能是不一样的，对不同的听众要讨论的话题也是不一样的。比如普通民众和科学界或医学界关注的内容就不一样。作为一个国家，给民众发出同一个声音这一点没有错，以免引起误会。比如说，NIH 的呼吸和过敏性疾病的主任 Dr. Anthony Fauci 的发言需要在疫情领导小组（彭斯是组长）那儿得到 Clearance（同意对外说）也没有错。只要他要说的是真实情况，他的发言不受到阻扰，同时这样做也是对团队工作的一种尊重。这一点他本人昨天也确认了，他要说的话都得到 Clearance。

在美国，每一个政府机构都有一个 Press Office（新闻发布办公室）。也就是说，如果一个办公室秘书接到一个采访电话，他/她是绝对不可以代表单位去回答记者提问，电话必须转到 Press Office，然后由新闻发布办公室的人找到一个专业人士来回答问题。再比如说，我给大家的实况介绍一定是官网上都能查到的信息，即便/万一我比别人知道得早些，我不可以也不可能跟大家分享。这是我的职业道德。

至于美国的疫情有没有公开，大家应该都清楚。CDC 网站或其它官方网站时时都有更新。美国的第一例新冠死亡病例发生后，总统、副总统以及其他几个重要人物都在新闻发布会出现了。所有参加的记者都可以提问。美国的听证会是公开的，前不久我们也都看见了。

祝大家有一个愉快的周日。别忘了报税哦。

（周日早上 11 点在家中）

2020 年 3 月 2 日

昨天纽约发现第一例，这是大家预料中的事。能够拖到 3 月，已经是不错了。接下来，因为纽约市从今天开始自己做核酸检测，估计会有更多的阳性出现。

2020 年 3 月 3 日

（一）早间报道

昨晚新闻说到纽约州长要求纽约市除了市公共卫生实验室以外，其它医院也要做核酸检测，要做到每天的检测能力达 1000 个病人样品。我觉得这个决策太对了。更希望这个检测的力度随着情况的变化而增加（如果需要的话）。检测得越多越早，就能把潜在的传染源找出来，从而尽早隔离。

我们希望的是总统尽快下禁令，停止欧洲和中东个别疫区国家的游客来美国。那儿的美国公民或绿卡持有者可以回来，回来后马上隔离。也就是将 2 月初用于中国的方法用上去。在这个关键时候，抛开政治，保护美国，从而也保护了全世界。

由于流行病有潜伏期这个特点，全美各地的阳性和死亡病例正在增加（网上有报告）。在这个关键时刻，庆幸各地都有能力做核酸检测。

新闻也提到检测核酸是免费的，从而消除民众的顾虑。我个人认为防疫是第一位，大家不要消耗精力为不实事情花时间去传播。也应该选择性地看自媒体，不要让不实报道充实自己的大脑，搞得自己心情不好。面对疫情，我们要保持冷静。这个病的传染力非常大，这一点不可轻视。

请大家提醒周围朋友：1）如果怀疑自己有这个病（旅行史或接触史加上症状），千万不要去家庭医生诊所，要打电话去家庭医生那里，他们会在电话里分析你的病情，给你一些必要的求诊须知；2）如果怀疑自己得病，停止去任何公共场所；3）如果去看病，也不要坐出租或公共交通，医院会安排专门的车去接病人。

（上班路上，上午 9 点）

（二）晚间报道

估计在纽约的人都已经知道，家住 Westchester 的一名男子已被确诊。这是纽约的第二个阳性病例。据新闻报道，他没有疫区旅行史和接触史，但是去过 Miami。所以这例被认为是社区感染。

我之前也说过好几次，纽约无阳性病例（3 月 1 日之前），只是说被检测的样品没有检测到阳性结果，但是没有检测过的我们就不知道。所以，加大检测范围非常重要。

希望接下来 1）对有呼吸道感染，但是排除普通感冒、流感和其它呼吸道细菌和病毒的感染的病例都要做新冠核酸检测，无论他们有没有疫区旅行史或接触史；2）有旅行史或接触史，无论有没有症状都做检测。只有这样，才能做到少漏网（不能说一例都不漏网）。

我个人认为第一类检测应该没有问题。纽约市现在自己可以检测，检测量会加大，速度也会加快。第二类希望也能快点实施。州长应该已经意识到这些问题，他要求各大医院也立即建立实验方法。希望决策者能尽快实施，以尽最大努力保护纽约。虽然我们也一直在担心病毒会来，心里也有准备，但是真来的时候还是很震惊。虽然到目前为止纽约就两例阳性，但是随着检测力度增加，不知会有多少确诊病例。希望是杞人忧天，不过也不能太疏忽。

纽约的现状令人十分担忧，我们还是要尽量做好防范工作。有小孩的家庭应该考虑万一学校关门，家里如何安排。防范措施也要再三教给小孩，最近不要去同学的生日聚会。也要考虑万一自己生病了，孩子交给谁照顾。听起来有点可怕，但是有计划总比没有计划要好。当然我们也希望这些计划永远用不到。如果还没有完成报税，也尽快把这些事情做掉。

这里是纽约新冠病毒肺炎的热线电话号码，如果有问题可随时打电话：18883643065（注：2020 年 3 月 2 日，周一，我们实验室开始做新冠检测。）

（下班路上，晚上 8 点 16 分）

2020 年 3 月 4 日

早间报道

纽约的情况要看这两周的检测结果，以及这些阳性病例（如果有更多）的旅行史和接触史，社区感染有没有此起彼伏等方面。

预防方面，我们特别要关注的是老人群体和有慢性病的群体。他们一旦感染，死亡率会比较高。华盛顿州就是一个例子。希望有老人的家庭要特别注意老人们的起居以及日常交往，如果能避免去人群拥挤的地方，尽量避开。特殊时期，特殊处理。

政府的预防力度大家有目共睹（留意新闻和听证会）。作为个体、家庭，华人社区一定要多加防范，当然希望其他族裔也有足够的防范，但是我们至少先做好自己。如果每个人都做好自己，家庭就安逸，社区就安全，城市就能够被保住，政府的负担也就减轻，股市也就回升了，我们的正常生活也就回来了。

疫情当头，多洗手，不聚会，注意个人卫生习惯。一进家门外套先收好。如果可能，长裤也换一条，窗户每天要打开一会儿，通通风。

下面这个"一亩三分地"的网站似乎不错，可以看到比较确切的北美疫情进展，大家有时间可以跟踪一下。

（上班路上，早上 8 点 40 分）

晚间报道

纽约市昨日报道一例阳性。因为病人是 Westchester 的，跟踪检测由纽约州完成。一人感染，传给家人和邻居数人，并殃及几百甚至上千人在家隔离。这就是 Westchester 的阳性病例的后续报道。因为该病人的小孩在纽约上学（也是阳性），纽约市已开启最大量的检测，目的在于发现或排除其它阳性病例。

已经发生的,无法挽回,没有发生的,要尽一切力量阻止它发生。

大家注意洗手,保护好自己和家人。如果/万一发现有更多阳性,只要阳性的接触者涉及到任何学校,学校都会关门的。大家做好各种准备为好。

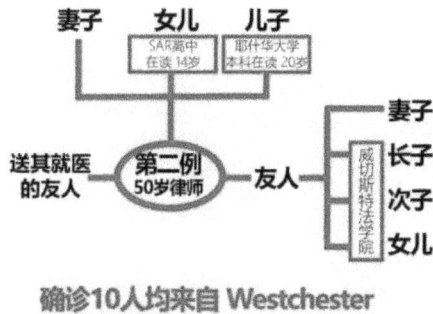

确诊10人均来自 Westchester

（下班路上，下午 5 点 50 分）

2020 年 3 月 5 日

早间报道

纽约面临挑战。昨天那张传染图已经明确显示密切接触者几乎很难逃脱。针对这种情况,我们要动脑筋,想办法,以免一人中枪,全家陪上。以下是我的想法跟大家分享探讨。

1. 如果能避免公共交通则最好,比如步行或骑自行车上下班(注意安全,记得戴头盔)。

2. 一家人如果能分散住在不同的 house 和 apartment 则最好。当然多数情况下可能做不到。

3. 如一家住在一起,如果可能的话就分房,分厕所,不在一个桌上吃饭聊天。在这种情况下,我们只好假设每个人都有可能是传染源。

4. 消毒除了 70% 酒精外,也可以用 10% bleach。Costco 的 bleach

的质量很好（不要买太多哦，要过期的）。操作时戴手套，如有眼镜，就戴一副，在水池里配。方法是一份 bleach 加九份自来水（不用很精确的）。擦门把手，冰箱把手，抽水马桶的抽水把手等共同接触处。10 分钟后再用自来水擦一遍。

5. 窗门要经常打开通风。

6. 外套可以放进袋子。不要抖。周末太阳好就晒一晒。

7. 是否戴口罩，自己判断。如果有，身边至少带一个，以备急用。

8. 如果觉得自己有病，不要恐慌，联系医生。自己家里则严格隔离。就算做过头了，也没有关系。

9. 进家门一定用肥皂洗手，时间不少于 20 秒。

10. 身边要有纸巾，如果有擦手的清洁液，则更好。但是效果一定不如洗手好。

（上班路上，早上 8 点 25 分）

晚间报道（一）

纽约自 3 月 1 日发现第一例阳性病例后，形势变得很严峻。由于纽约市公共卫生实验室建立了检测方法，样品不再需要送往 CDC。因为在纽约当地检测，可能会检测出更多的阳性病例。我们希望病例是输入的，在纽约没有人传人，这是最理想的状态。如果每天的疑似病例保持在个位数，甚至保持在 5 个以下，我们社区还是比较安全的。

为了做到这一点，我们还是要继续努力。努力或不努力后果截然不同。

总统如果不阻止欧洲和中东疫区坐飞机来的人员进入美国，输入是可能发生的。我们只能希望这些人能自我隔离两周。希望媒体能多宣传。

我们自己还是要：

1. 督促周围的回美人员自行严格隔离。

2.我们每个人都要多用肥皂洗手（至少 20 秒），如果流传多了，也许加洗脸和洗鼻腔（我不能肯定洗鼻腔的用途有多大，没有做过实验，但是鼻腔和口腔是呼吸道病毒的入口处）。

3.不聚会，不去人员集中的地方。

4.至于要不要戴口罩，要看接下来发展的情况，比如有没有人传人？是密集接触者还是普通人群？

今天纽约阳光明媚，感觉春天很快就会来了，也许老天也会帮到我们。

继今天早上写的内容，我再补充几句。

1.你可以直接买 Clorox Disinfecting Wipes（也就是消毒湿纸巾）做表面清洁。因为是化学品，10 分钟以后还是要用清水擦一下。

2.要擦的表面很多。比如：门窗把手、冰箱把手、电脑键盘、手机、抽水马桶的把手、门铃和电灯开关。

3.纽约市今晨又加 2 例，形势不容乐观。

（晚上 7 点 52 分）

晚间报道（二）

到现在为止，纽约其实是三例。第一例是轻症，在家隔离。还有二例是今天公布的，新闻好像说是重症。Westchester 的超级传播者其实不是纽约市的，不属于纽约五个区。他儿子在纽约的犹太人大学的接触者到今天为止没有阳性。

强烈建议大家这个周末居家，如果可以不去教堂就不去，自己在家学习，也不要去其它聚会。这几个星期很关键，如果没有大流行，可能慢慢就好了。

刚刚有朋友问为什么这次的几个阳性都不是中国人。我认为在纽约的中国人隔离意识已经非常强。大家不串门，不聚会，国内回来自觉隔离，洗手，洗手，再洗手。到目前为止，我们表现不错，大家一定要继续努力。不获全胜，病毒不走，我们绝不聚会。如果一家人能分开住，就分开，现在绝不是抱团时候，分得越开，越安全。

比如我今天去儿子的宿舍要他签一份东西，我留在客厅的桌上后离开，然后通知他签字，他签完回自己的房间，我再进去取，像搞地下工作似的。因为考虑到我天天坐公交地铁，不安全，他们是大学宿舍，我坚决不给他们带去任何不受欢迎的致病源。头脑里这根弦绷得很紧，没有选择。

（下班路上，晚上 9 点 39 分）

2020 年 3 月 7 日

周末两天都上班。现在在公交车上抽出时间写几句。

1. 这个周末，你们不用上班的人好好在家休息，搞卫生，开窗通风，洗外套，出去散步。

2. 不聚会。如果有讲座、教会活动等，应该取消。

3. 洗手，用酒精或其它消毒剂定时消毒手机、家里门把手等。

4. 尽量记得不用手指揉眼睛，捏鼻子。我们平时做这些动作基本上是无意识的。现在要尽量提醒自己。口袋里放一小包纸巾，眼睛痒时用纸巾揉一揉。对待鼻子也是用同样的方法。

5. 做好各种家庭计划。万一学校关门，家里如何安排？家里老人是否可以不去老人中心？如果要配药之类，事先跟医生打电话，如果能不去则最好。

6. 每天看新闻，了解纽约情况。疫情不容轻视，每天新感人数有所增加。

7. 保持良好心情，听听音乐，放松，迎接春天的到来。

（周六上班路上，早上 8 点）

2020 年 3 月 8 日

　　纽约市现在 11 个病例。希望非常缓慢地增长，当然不增长则最好。有没有增长，幅度如何，跟我们大家的努力是分不开的。我特别建议如果你们有非华裔朋友和同事，一定要给他们做宣传，告诉他们如何预防交叉感染。

　　到目前为止，华裔社区做得不错，我们一定要继续努力，保持良好成绩。

　　　　　　　　　　　　　　　　（上班路上，早上 7 点 56 分）

2020 年 3 月 10 日

　　连续努力工作了好几天（包括周末两天），今天稍晚去上班。

　　今晨纽约市的病例跳到了 25 例。还是这句话，希望不要跳得太快，然后停，停，停。这个"然后"是要一点时间的。现在我们要做到的是：

　　1. 有呼吸道疾病的人呆在家里，不管是不是新冠。如果怀疑是新冠，打 311 或免费的热线电话安排看病。不要找朋友邻居帮忙送医，也不能叫出租或 Uber。如果你被朋友叫了，也要婉言谢绝，这个忙不能帮。

　　2. 有呼吸道过敏，要打喷嚏的人请戴上口罩吧。或至少用纸巾全部挡住。春天来了，过敏也来了。大家做好防备，同时也体谅我们不戴口罩的绝大多数民众。

　　3. 洗手，洗手，再洗手，还要常擦手机。脏手不碰眼睛和鼻子。身上备好纸巾，眼睛实在痒了，用纸巾揉一揉。擤鼻涕时躲在一边，以防别人受染。我爱人人，人人爱我，做一个自觉守纪律的好公民。对自己的孩子也要不断提醒。

4. 保护好自己的免疫力。如果有免疫缺陷或其它慢性病，出门应该戴口罩，保护好自己。

5. 保护纽约，人人有责。大环境好了，我们也就安全。大家继续努力。

（上班路上，上午 11 点 20 分）

2020 年 3 月 11 日

（一）

我在一个病毒学者的专业群读到这篇专业文章（未附），现在跟大家分享一下。这些团队做了环境测试，地点在武汉方舱医院和人民医院。我们普通民众也可以从中得到启发。比如，保持家里干净通风，平时要勤洗外套。

就如之前所说，尽量做到多洗手，不握手，不聚会，能不去人群则尽量不去，上班时间如能与人群错开则比较好。不要在一个封闭的车里坐很久，为此，我不考虑坐 Express Bus（以前我也不坐），因为这个车可能有一段时间是不开门的（在皇后区接完以后直接开到曼哈顿），不像 local bus，站站停，常常在通风。当然，每个人的情况不同，自己设计最佳方案。在公交车上如果周围有人咳嗽而且不挡一挡，你自己不妨换一个远一点的地方站或坐，但是千万别用不高兴的眼光看别人一下，以免引起争执不快。尤其如果英文不是很好的话，更要在公共场合保护好自己。

家里要出门上班和不出门上班的人尽量在家相对隔离一下，因为感染的几率不一样。

病毒当前，我们无法控制局面，但是可以暂时改变一下自己的生活方式，考虑自己家里各方面的安排，万一有感染（希望不发生在每一个看见这个帖子的人），家里的混乱要降低到最低。

就我们自身来讲，还是休息好，保持免疫力，尽量不去医院。尤其不去急诊室。

祝大家平平安安。

（上班路上，中午 12 点 15 分）

（二）

今天上班路上写了几句。终于下班了，不过路上还要看东西，要修改，明晨单位要用，所以简单写几句。

看了住在德国的同学发的帖子。虽然是德国的华裔科学家访谈录，很多地方与美国的做法是一致的，跟大家分享一下（未显示）。

（下班路上，晚上 10 点 50 分）

2020 年 3 月 12 日

（一）

今晨很早就醒，翻来覆去也睡不着了，决定再写几句。

1. 现在各大学都逐渐采取网络授课。大学春假这周末开始，希望家长们督促自己的子女不串门。如果回家，就一定要乖乖地呆在家里。如果在宿舍，也不要开 party。在现在这个特殊阶段，谁能耐得住寂寞，谁就赢了。家长给孩子送东西时要采取不见面的形式，放门口，离开，通知他们，他们开门，拿东西，然后洗手。

2. 纽约市长至今没有决定中小学停课。真是不见棺材不掉泪。非要等到传开了再关，就太晚了。家长应该作出明智的决定。小孩在学校被传到，也是会传给自己父母的。一般来说都是一人中枪，全家牵连。

3. 大家众所周知，阻止病毒传染最有效的方法是隔离。我特别欣赏大都会博物馆、林肯中心和卡内基音乐厅的做法。林肯中心 3 月节目全部叫停。林肯中心室内乐协会（CMS）希望观众换票，或者就把票捐给他们，帮助他们度过难关。同时他们采取网上直播（请读帖子），希望大家还是能听到音乐。我们应该大力支持他们。个人损失几十美金真没有什么，但是这样做就帮到了他们。

祝大家有一个安全的周末。远离病毒，人人有责。

（早上 7 点 45 分，在家）

（二）

每天很晚回家，也没有时间看新闻，查人数。有时一早还得起来在家先工作一会儿。每天只好早上打电话问朋友。至今纽约市 5 大区大概是 50 多例。

以最快速度查出这些阳性病例，然后把他们的接触者隔离两周是控制大传染的最佳方案。民众也一定要非常积极地配合。请不要再去大小聚会。每个人都把自己和别人当作已感染者（当然这是不可能的），然后就互不来往。也就是说，我不传给你，你也不要传给我。孤独之美，现在得以充分体现。要聚就在微信群里聚一下。

如果有不是很重要的各科医生包括牙医和眼科医生的预约也先推迟一下。

同时，恐惧也难免涌上心头，朋友之间互相帮助，互相安慰一下，要知道我们都不是在孤军奋战，我们团结一致（but not physically），以最好的方式打好这一战。

纽约人在继续日常生活和工作，这是纽约人坚强和冷静处事的一面。然而，真的希望大公司只要可能就允许雇员在家工作，这样才能保持实力，把疫情带来的负面影响降到最低。

（上班路上，早上 11 点 41 分）

（三）

今天下班相对比较早，大概 10 点多一点就回家了，所以再给大家写几句。

新冠形势越来越严峻，我想再和大家一起讨论一下如何预防。

1. 纽约大都会博物馆、林肯中心和卡内基音乐厅都关了，纽约的新冠病例太多了。如果你是自营（self-employed），比如开小诊所的人，也应该考虑要不要暂时关一下，这样对自己好，对病人也好。

2. 即便疫情越来越严重，大家不要放弃，要更努力地去防。怎么防呢？就是尽量不出门。如果可以在家工作，尽量在家工作。如果可以骑自行车上班，也比坐地铁好。如果坐 Uber 或其它出租，一上车就请司机开窗户。

3. 在这种情况下，周日继续去教会，继续挤人群（上班的人没有办法）就已经是不理智了。大家要深思，病毒是不挑人的，碰上了，麻烦很多，如是重症，会危及生命。

我们大家互勉，继续努力！

（晚上 11 点 56 分. 从今天开始我坐公交车时戴口罩了）

2020 年 3 月 14 日

（一）

今天周六，阳光明媚，我在上班的路上。建议大家在做完家务后，到外面去散散步。外面的空气新鲜，如果周末不需上班，我一定会一个人（注意是一个人）到中央公园去走走，那里一定很漂亮。明天可以听一场林肯中心室内乐的直播，喜欢音乐的不要忘记哦。

疫情当前，更要调整好自己的心情。该防该做的都要做，但是尽量不要害怕和恐慌，以免降低自己的免疫力。

据新闻说，各大医院和私人实验室（比如 Lab Core and Quest Diagnostics）都将从周一开始检测（据说 Lab Core 已经开始），检测范围大了，阳性人数会剧增。大家要做好心理准备。

该做不该做的事情不再重复，如果需要，复习一下以前的帖子。"暴风雨"来临之前，先享受一下阳光再说。

（周六上班路上，早上 11 点）

（二）

算了一下，我从一月下旬开始不规则地写抗疫日记已经一个半月有余（1 月 23 日开始）。我努力了，尽量从专业角度给大家提建议，希望疫情慢点来，传染少一点，也积极辟谣，减少大家的恐慌。然而，新冠还是不请自来。不过，居住在纽约的华人的成绩还是要肯定的。纽约并没有因为从国内回来的华人而造成大流行，当然这跟我的帖子也无太大关系，是因为居住在纽约的华人自律的结果。

如果没有老天帮忙（把病毒热死），此事还会延续一段时间。大家要继续预防。最近提到按传染病学的计算，也许 60-70%的人都会传染到，我们要争取做余下的 40-30%，然后耐心等待疫苗的到来。易感者是 60 岁以上的年龄组，所以，这个年龄组的人更要小心。

回想一下，在"暴风雨"来临之前，我在 2 月份竟然还跑了费城和波士顿，听了三场音乐会，现在想起来特别开心。平时早 9 晚 5、周末休 2 天的时候我们不怎么感到时间的宝贵，这个周末争取到明天休息一天我由衷地开心。

明天 5 点林肯中心的网络直播音乐会的链接在下面，我可以听啦，而且还可以补听周四的节目。有机会大家也一起欣赏哦。[11]

（周六下班回家路上，晚上 9 点 42 分）

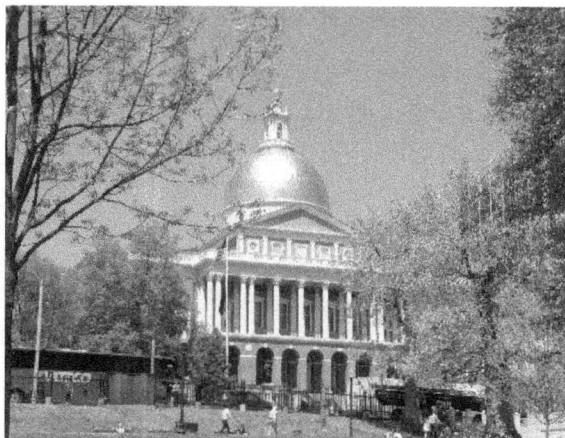

Boston State House

2020 年 3 月 16 日

（一）

所有前些日子我在朋友圈提的建议都继续有效。希望在纽约以及其它地区的朋友们继续努力。

就抗疫步骤来说，我们比纽约市长早走一步，希望大家早已安排家里的各项事宜。如果还没有报税，你本来要去会计师那里报的话，就不要去了，可以申请延期到 10 月 15 日再报。上网下载一个表，填一下寄出去便可以了（除非美国正式宣布报税自动延期）。

作为纽约市长，要做停课以及其它决定实在是不容易。对纽约的一部分家庭来说，一顿免费的中午餐很重要。我们要多多体谅市长，体谅这些家庭。这周做出决定总比再过两周做出决定好。

---

11 https://www.chambermusicsociety.org/watch-and-listen/live/1937-bartoks-sonata-for-two-pianos-and-percussion-march-15-2020/

现在对我们来说，镇静很重要，尽最大努力管好自己（能不出门就不出门），管好家庭，配合政府。

希望天助纽约，天助美国，天助全世界。

（上班路上，上午 10 点 30 分）

（二）

现在是晚上 8 点 35 分，我刚下班。曼哈顿第一大道人很少，坐上 M15 公交车，车上开始就 4 个人，后来陆续上来几个，跟平时比，少了很多，这说明纽约人识时务，听政府的话。没有居委会，人们也还是有自觉性。

今天白天去 Trader Joe's，人还是很多，但是比起平时，已经少了很多。货架上品种齐全，大家也没有买很多。价格无变化，香蕉还是 19 美分一个，这说明纽约人心很定，对市府有信心。

读了辛晔的文章（未附），心里有些惆怅，相信许多人跟我一样。法拉盛图书馆暂时关闭，为的是保持社交距离（新名词：Social Distancing），这说明政府防疫决心之大。我们民众要鼓掌。

这种日子会过去的。春天的阳光正向我们招手，叫我们耐心，它会在今后的几个月陪伴我们。No problem, everyone！

（完稿于晚上 8 点 57 分，回家路上）

2020 年 3 月 19 日

今天是 3 月 19 日，我在上班路上跟大家谈谈戴口罩的事情。

1. 在马路上和公园里走路，只要不拥挤，不需要戴口罩。

2. 包里放一个口罩，口罩放在一个 zip lock 塑料袋里。白色折在里面（干净区，戴的时贴着嘴巴和鼻子），蓝色在外。

3. 坐地铁、公交或电梯，我会戴一下。现在的地铁非常空，大家也都拉开距离坐。

4. 为了节约资源，我不会戴一次扔掉。大家酌情判断戴几次后扔掉。

5. 戴上后固定一下上面部分，也确定下面部分拉开了。如果哈气没有把眼镜片搞雾，密封可能不错。当然这跟气温也有关系。温度低的时候才能做这样的测试。

6. 把 N95 留给医护人员用，普通人真的不需要 N95。当然大家不要去急诊或医生诊所。

7. 能不出门，就不出门，省下口罩给需要的人用。

8. 朋友给的网站，可以在网上订口罩。不要多订哦，希望需要的人都能订到。[12]

（上班路上，早上 10 点 52 分）

2020 年 3 月 20 日

（一）

纽约阳性暴增，不想见的数字都来了，无法回避，只能面对。

大家也许看见了新泽西一户意大利裔家庭因 3 月 3 日的家庭聚会导致 3 人死 4 人病，20 人在隔离观察的悲惨局面。聚会有那么重要吗？大家要忍一忍。

华人都比较谨慎，不过其他族裔不一样。建议大家多给周围的邻居电话聊聊或 Facebook 留言，也让自己家里的小孩子提醒他们的同

---

12 https://www.walmart.com/ip/50pcs-Disposable-Mask-Three-layer-Mask/794580979?from=singlemessage&isappinstalled=0

学朋友，疫情当前，该停止的事情一定要停。昨天看了一个视频，是一个中国男子坐游轮后在一个旅馆隔离，查下来已经是阳性，当初为了不舍得损失游轮的预付款铤而走险，现在一定是后悔莫及。目前，我们处于一场特殊战争，该损失的大钱小钱就损失了，留得青山在，不怕没柴烧。钱以后慢慢再赚，保平安最重要。

即便疫情变得越来越严峻，我们还是要冷静面对。很多人可以趁着在家上班，把家里的一些以前没有时间做的事情都做了。如果有能力，付出一点爱心，帮助周围比自己困难的人。朋友邻里之间自发互助，共度难关。

建议在美国的朋友每天看美国新闻、听证会，听听总统、FDA、州长和市长是怎么说的。看帖子要选择性地看。如果你认为是负面的，甚至造谣的帖子不要看，更不要传。

我喜欢下面的帖子，跟大家分享一下（帖子略）。

（上班路上，早上 11 点 05 分）

（二）

SOS

纽约各大医院急需呼吸机和医用防护用品。纽约州长呼吁如任何医疗机构有多余可以卖给或借给纽约州。

华人有很多衣厂，如果可能，可以立即转型做防护服，帮助纽约州度过难关。

如有语言问题，我可以帮助联络，也欢迎电邮直接与纽约州防疫采购部门联系：COVID19supplies@esd.ny.gov.

保护纽约，人人有责！

刚刚抽空仔细读了张文宏医生的座谈会记录（问答形式），觉得特别有收获。虽然我们也知道这些常识，但是能听他解释一遍很不错。总的来说，1）聚会一定要避免。2）戴口罩可以在密切接触时起到良好的预防作用。3）戴了口罩可以不传给别人。4）因为感染初期

（潜伏期）或有些人一直没有症状（无症状者），戴口罩就可以不传给别人，尤其可以不传给易感人群。

另外，我附带说一句，文章中提到勤洗手，没有提到戴手套。我现在在公交车上看到戴手套的不比戴口罩少到那里去。但是，我看见个别人戴着手套去揉眼睛，这样戴手套就毫无意义了。你可以选择戴手套，但是一定要记得戴着手套的手不能触摸脸部，尤其是眼睛和鼻子。

（下班路上，晚上 9 点）

2020 年 3 月 23 日

纽约开始 Pause，地铁很空。州长要求大家都居家生活和工作，但是超市，药店，医院，公共交通等继续开放。这是非常理智的做法，需要民众积极、自觉地配合。

今天，我把自己近日来所见所闻和读书心得跟大家再分享一下。

1. 纽约感染人数飙升，华裔比例很低，我们要保持下去，并把我们的经验传给非华裔。大家都好，我们也就好了。

2. 洗手，并且经常用酒精清洁手机。

3. 到单位（如果条件允许），回家后都用冷盐水漱口（注意是冷的），清洗咽喉部，再洗鼻腔。晚上一进家门先洗澡。

4. 尽量保持双手干净。现在我把自己当成外科医生，"洗完手，开刀前，双手不碰东西"。我用手臂手肘开门关门。如果实在要用手，我会把我的手缩在袖子里，只有袖口碰到接触面。实在不得已，我会用手背，而不用手心。如此，我就不需要戴手套。如果戴手套，除非你一直换，如果保存下次用，手套本身就是传染源。经常换，我觉得很浪费，我们还是节约一点给医护人员和需要的人用吧。每位分析自己的情况，决定用不用手套。

5. 家里要有污染区和清洁区。进门把外套、长裤和鞋子放在污染区。每周至少洗一次或晒一次，风吹一次外套以及可能已经被污染的东西。背包、手提包尽量保持干净，也经常清洁一下。

6. 感谢众多生物公司，目前好几种测试方法已经得到 FDA 批准，马上会投放用来检测。这些机器测试量大且快。所以，检测能力很快将不是个问题。

7. 每天听州长库默（Cuomo）怎么说。他正直，非常能干，不固执，勇于担当。也要鼓励我们的孩子每天看 Cuomo press conference。有这样的好州长，是我们纽约人的福气。

8. 对于谣言，不看、不传，也不为此生气。我们要集中精力做好防疫。造谣的人看不见人生气，也就知道他们白忙了。大家如果为此争吵，他们就得逞了。喜欢信谣言的人就让他们信好了，不要浪费时间去说服他们。

（上班路上，早上 11 点 30 分）

2020 年 3 月 24 日

今天很难得准时在晚上 8 点下班。挤出时间写几句话。

1. 听同事说，她今早坐地铁很挤，另一个同事也遇到同样的情况。我真是觉得奇怪了。阳性数字在飙升，州长的"暂停"（pause）刚开始了两天，就不听话了？

2. 如前所说，华裔得病相对较少。我们大家要继续管好自己，能在家里的人，呆在家里。不能呆在家里的人（像我这样）就一定要做好各种防护，尤其要防同事（这话据说是张文宏医生说的）。所以我时时提醒同事保持距离。虽然不容易，也还是要提醒。

3.再次提醒大家，即便在家，也要分通勤和不通勤的。我同事听我讲的有道理，今天请假一天在家给自己整理出一个地方住。

希望大家远离病毒，平平安安度过这一劫。

（下班路上，晚上 8 点 40 分）

2020 年 3 月 25 日

纽约需要很多医用防护用品，也有很多华人团体在搞捐赠，需要物品。

好心朋友找到福建老乡可以提供医用防护用品，可是我也不认识这些团体的人。为了节约时间，我利用万能的微信群将联系人发在下面。如果谁知道美华医学会和华人医学会等搞捐赠的团体，请转告以下联系人，也许会有帮助。如果找到，让他们直接联系。我本人不认识供货商或厂家。大家特别注意，有些东西需要 FDA clearance（认可、批准），比如 N95 等，不是 FDA 认可的用品不要捐给医院，医院应该也不会收。但是据说鞋套，护眼镜则不需要。那些捐赠团体应该已经知道这些要求。

Fujian Trading and Exhibition Co., LT

联系人：吴朝秋　　电话：+86-13600766650

2020 年 3 月 26 日

我之前说了，现在再说一遍，我们现在只能把自己、把别人都当作阳性来看待。大家一定保持 2 米/6 英尺的距离。做不到的地方一定要戴口罩。两个手尽量不接触任何表面，用手臂代替。人群都测不可能，好多人是无症状者也不会去测。现在只能这样防范。能不出门的人请一定呆在家里。保护自己，也保护了家人。

2020 年 3 月 27 日

这两天来看着纽约的疫情到了无法控制的地步，心里十分焦虑，看到纽约各大医院尤其是 Elmhurst Hospital 这样的公立医院医用防护用品极其缺乏，心里好难受。跟 2 个月前比，这种焦虑的程度已经节节升高，因为病毒不只是远在千里之外的中国，而是也在我们的身边，它看不见摸不着，防不胜防！

我最近又读了不少东西，现在再和大家唠叨几句。

1. 对普通人来说，这个病毒主要是飞沫传播和接触传播。空气中的气溶胶传播可能会发生在医院这种病毒浓度很高的地方。

2. 阻止飞沫传播，那就是在不能做到保持社交距离（6 英尺或 1.83 米）时戴上口罩，比如坐公交，去商店。前几日，我去中国超市买菜，90%的人都戴口罩。同时店里在发口罩给不戴口罩的人。我真的很佩服很敬重这些超市的领导。我们普通人戴一般的口罩就可以了，N95 留给医护人员戴。

3. 口罩戴完后不需马上扔掉，否则就太浪费了。这种浪费不只是浪费钱，更重要的是你可能使得其他人买不到口罩。如果你每天都要出门，最好有 3 到 4 个口罩。准备 4 个木头夹子（如果实在没有，铁夹子也可以），标记好数字（1234），每次用完回家，用夹子夹住，放在通风处，如果有病毒 3 天后也应该死掉了。所以轮着戴。正反面一定要搞清楚，白色贴脸，蓝色朝外。手不要碰到白色处。如果你觉得太脏了，才扔掉。

4.预防接触传染，那就要洗手，洗手，再洗手。保证每次洗 20 秒。流水洗手最好，用干洗液不能保证洗干净，而且伤皮肤。

5.处理家里信件后要洗手；处理超市买来物品后要洗手；从外面回来，一定要洗手。

6.绝不直接用手去揉眼睛，抠鼻子，摸脸。实在需要时用绝对干净的纸巾。

7.万一不幸得病（发烧，咳嗽，失去嗅觉，可能拉肚子），如果没有呼吸困难，你可能也得不到检查，也不能住院，1）绝对隔离自己。2）通知你的密切接触者。3）打电话给家庭医生寻求帮助指导。4）找一位中医远程治疗。服中药，也许能有帮助。自己不能去药店，请家人朋友代为办理。人人为我，我为人人，在这个时候绝不传染给任何其他人。轻症病人也要重视，不让它转为重症。

8.在这个非常时期，每个人都应该把自己当成病毒携带者，尤其是平时还要上班的人，因而不和任何人近距离接触，包括自己家人。家里人一定要分居，以减少可能的传播。

9. 教育年轻人，告诉他们病毒的危害。他们带回家，对家里的老人可能是致命的。

（早上 8 点 59 分，在家里）

2020 年 3 月 28 日

昨天之只看过一篇由纽约蓝蓝写的疫情日记，但是印象深刻。我完全不认识这位女士，但是跟她在同一个兴趣爱好微信群。相信好多人也读过她的疫情日记。可是昨晚突然传来噩耗，她于昨天早上被车撞后去世了。据报道她是在人行道上走路的路人，怎么会这样？

为了纪念这位热爱生活、聪明美丽、非常出色的女性，我转载她

3月25日的疫情日记。希望她安息。

（上班前，8点52分，在家）

2020 年 3 月 29 日

（一）

难得一天休息，可实在也无法休息。

1. 要买菜。一早开车去中国超市，发现中国超市都推迟开门。我8点到，结果他们要10点或11点开门，而且，营业时间短，还要控制人数。又听说下两周要停（不过几分钟前看见一个帖子说大中华超市不停）。见此情况，我拔腿就跑。一天宝贵的时间不能就花在排队上。回家后，想想菜还是要买的，于是去了 Stop & Shop。那儿货源充足，价格也比较合理。鸡蛋贵了些，还专门贴了个说明。为了照顾长者，该店早上6点到7点30分为60岁以上的人群开，非常人性化。店里在收银处放了一块塑料板，从而保护了收银员和购买者。

2. 回家后就是学习，听专家们讨论。各国实际情况都陈述了，互相通报一下。所附网络专题论坛值得一听。当前形势非常严峻，即便你不是医生，也不是科学家，也应该听听这个专题讨论。这里是地球村，无国界，不受任何政府控制，有话直说，有问题就问。所以特别转发在此。有兴趣者可打开听听。

（今天我休息）

（二）

再谈口罩

说到防止病毒传染，我们都已经知道要戴口罩，因为口罩（即便是几层纱布做的口罩）可以挡一档讲话时不小心喷出来的飞沫以及咳嗽或喷嚏时出来的飞沫。可是媒体始终说健康人不用戴口罩。然而，在目前这种情况下，谁能保证自己绝对是健康人呢？因而在做不到保持社交距离的情况下，戴口罩是非常必要的。

我们有一位明智的州长。大家想想办法，把这个视频通过各种方法传到州长办公室（市长办公室也行）。刚刚有位朋友已经帮我转给州长的顾问，如果多一些人转会比较有力。大家想一想，查一查能否通过 email 地址或社交媒体（social media）发到州长办公室。我们大家一起努力！

（三）

如何避免恐慌，面对现实，防止病毒入侵

我今天的第一个帖子谈到学习，现在这个帖子还要谈谈学习。现在，我们都觉得恐慌，不知病毒会不会到自己身上，或到自己家里人身上。病毒不选人，但是我们可以不选它。如何可以不让病毒侵入我们的身体呢？那就要知己知彼，虽然不敢说百战百胜。

1. 避开谣言，拒绝恐慌。每天可以听州长的新闻发布会（press conference），掌握第一手资料，了解现状，知道纽约各大医院和临时医院的情况。

2. 听听专家权威怎么讲。这个时候，我们最好把自己变成"病毒学家""药物学家""疫苗研究者"和"流行病学家"。附上 Dr. Fauci 的访谈，听听他的观点。

2020 年 3 月 30 日

我毕业于国内中医药大学（5 年本科，3 年硕士研究生。硕士课题针对呼吸道疾病，导师是上海曙光医院的黄吉庚教授）。

在美国，我非常谨慎地推荐中医，原因是喜欢中医的人自然会很喜欢，不是信仰，不是艺术，是因为中医药和针灸的疗效。不喜欢的人我不想花时间跟他们争论。

昨天休息在家，看着死亡人数节节升高，我真的特别希望能有什么方法让我们的州长大人知道中药可以帮到病人。

1. 保守地说，中医在改善症状方面有非常积极的作用。因为症状改善，病人会感觉良好，同时战胜疾病的信心增加，免疫力增强，病程也可能缩短，也许轻症就不转为重症。说得再具体一点，比如病人的痰化了，炎症减轻了，呼吸也就改善了，也许就不会走到要用呼吸机的地步。当然中药的功能不仅仅是化痰，还包括退热，调理肠胃道功能等等。效果不会是 100%，就如任何一味西药的效果也不可能是100%。

2. 一副中药的效果有时很难用科学理论来说清楚，但是有一定效率这一点无可否认。如目前不能解释，以后可以慢慢来解释，只要能治病救人，就不要放弃。

我在此呼吁一下大家对中医药的重视。希望中医药能在这次防疫中为人类做出贡献。

3. 我本人在美国不做中医，因而绝无利益冲突。当然，我也不是说做中医的人就不能推广中医。我特别希望在纽约的很多优秀中医能够在法律的保护下尽心地为病人服务。

4. 我还是要强调最好的办法是远离病毒。如我一贯所说，居家、洗手、安睡等是关键。

（本人是 NYC Research Scientist，服务于纽约市公共卫生实验室。）

2020 年 3 月 30 日

（一）

国内外的亲朋好友知道我一周六天坐公交地铁上班都再三关照我要小心，我确实很小心。

除了上班外，我的上下班路上就是写帖子，做宣传义工。我较少转发，不过今天这个帖子一定要转。请大家记得，这就是纽约，不屈不挠的纽约，秀丽壮观的纽约。

（下班路上，晚上 9 点 12 分）

（二）

请读鲁鸣写的疫情报道。鲁鸣天天写，给国内的亲朋好友报告真实消息。文章最后有捐款信息。如果国内朋友欲为美国捐款，请查看链接。

祝大家安好！

转发：

纽约的现状

（作者：鲁鸣）

纽约证券交易所、纳斯达克证券交易所如常运作；

大都会捷运系统所有地铁和部分公交按周末时间表 24 小时免费运行；　纽约市内 439 个地方免费派发早午晚膳食给学龄儿童；

纽约自己的航空公司——捷蓝航空（Jet Blue Airline）免费接送医疗人员来往纽约；

纽约六万多名合格医护志愿者作后备，他们当中很多人都签署了切结书，在危难时愿意把生的希望留给别人；

纽约不但保障物质供应，还有一万多名心理医生和咨询师在线提供精神、心理上的支持；

纽约四季酒店为医护人员提供免费居所；（哇，四季酒店，八百到一千美元一晚）

纽约广场酒店为轻症患者提供隔离地方；

麦当劳、汉堡王提供免费儿童午餐；

星巴克给前线人员免费咖啡……

纽约表维医院（Bellevue Hospital）外的冷藏车做临时解剖室（谣言说是存放尸体），对不明死因作鉴定，有条不紊，不误报不漏报一宗病毒案例；

纽约警察患病缺勤，但社会治安良好；

海军医疗船"慰问号"今日抵达纽约港，有一千个床位供安置非冠状病毒患者。

2020 年 3 月 31 日

危难时刻，我们更爱纽约，更为纽约骄傲，共度艰难！3 月的最后一天，外面初春景色，微风拂过，好舒心。我轻轻地说："新冠病毒，能不能消停一下，好走，不送，也不见。"可是暂时没有听到回音。

昨天，纽约州长呼吁全美各地的医护人员来纽约支援，以后我们也会支援他们。他也重复说两遍"Forget politics"（不谈政治）。他一再强调，"总统帮纽约，我就感谢他。我就是要救人"。就这么简单！

军舰医院和 Javits Center 临时医院是用来救治非冠状肺炎病人。所以，作为普通民众，要做到以下几点。

1. 不需外出工作的人呆在家里。

2. 勤洗手。

3. 在家也保持社交距离。分餐、分时吃饭。经常消毒门把手和冰箱把手。一旦有疑似症状，绝对隔离不外出。

4. 外出戴口罩，回家换衣服。

5. 注意保养身体，把慢性病控制好，如需要配药，早点打电话给医生。

6. 把牙齿保护好。要知道，非紧急牙科病是看不了的。平时注意用牙线，water floss，避免牙龈发炎。

7. 管好自己家里的年轻人，让他们重视这个病。

8. 看主流媒体的新闻发布会，拒绝谣言。

9. 听从政府，积极配合，多为我们的医护人员着想。他们在用宝贵的生命保护我们大家，我们不能再给他们添任何麻烦了。

10. 困难时期大家互相帮助，并关爱老人和弱者，尽量让他们不生病、不摔跤、心脏病不发，也没有脑血管意外发生。

（上班路上，上午 11 点 30 分）

2020 年 4 月 1 日

接下来的两周或 1 个月对我们来说有巨大的挑战性。希望这是黎明前的黑暗。这个时间对我们一生来说是一刹那，大家要咬咬牙，忍一忍。

居家，居家，居家，洗手，洗手，洗手。重要的事情说三遍。

今天我还要特别强调的是戴口罩。今天一早我读了纽约时报的文章（注释链接）[13]。

听了 Dr. Fauci 的采访。总结一点：无症状传染和出现症状前的几天都是有传染性的。如果按 CDC 现行规定，这些人因为不觉得自己生病，他们是不需要戴口罩的，他们在讲话甚至呼吸时不断将病毒传染给别人，如果你戴口罩了，也许就挡住了。在这种情况下，我们还能不戴口罩吗？

我一直说我们要配合政府，要配合的是居家、洗手、社交距离。但是，我们实在是不能样样都听他们的。CDC 的主任好像刚刚醒过来，说要认真考虑要不要建议普通民众戴口罩。这样的慢反应导致了多少条人命的付出。对这些人和这些家庭不公啊！

我完全赞同要首先保证医务人员的防护用品。如果口罩不够，动员全民自制口罩，或者准备好多条围巾也可以啊。

另外，Dr. Fauci 说刚开始他们从中国提供的数据中发现重症主要发生在年长和有慢性病的人身上，可是他们现在发现，年纪在 30 到 40 的原先健康的人中也有一些发展到重症。这句话希望在社交媒体、尤其是设法在自媒体上反复流传，希望他们在年轻人喜爱看的节目里用广告形式天天讲，反复讲，给年轻人敲警钟！美国的年轻人：please wake up!

（愚人节上班前，早上 8 点 26 分在家里）

---

13 （https://www.nytimes.com/2020/03/31/health/coronavirus-asymptomatic - transmission.html?campaign_id=9&emc=edit_NN_p_20200401& instance_id= 17241&nl=morning-briefing&regi_id=76873829&section=topNews &segment_id =23488&te=1&user_id=78a0c5b650ced68e59d4dea281c71adf）

2020 年 4 月 4 日

昨晚很早就睡着了，计划今天周六早上趁上班之前微服私访中城，替我们的州长和市长出去巡逻一下，看看大家 1) 有没有呆在家里；2) 出门的人有没有保持社交距离；3) 有没有戴上自制的口罩（外科或其它医用口罩留给医护人员戴）。同时，我也做一次"战地"摄影记者，带上照相机和手机咔嚓咔嚓拍几张照片。

早上 8 点多我已经在中城，从中央车站的 42 街，Park Ave 开始拍照，沿着 42 街走到第五大道，再沿着第五大道，路过纽约市公共图书馆、洛克菲勒中心、圣派曲克大教堂、川普大厦，一直走到 60 街中央公园门口。天下着蒙蒙细雨，感觉有点冷，我马上决定结束此行，保住体力上班。

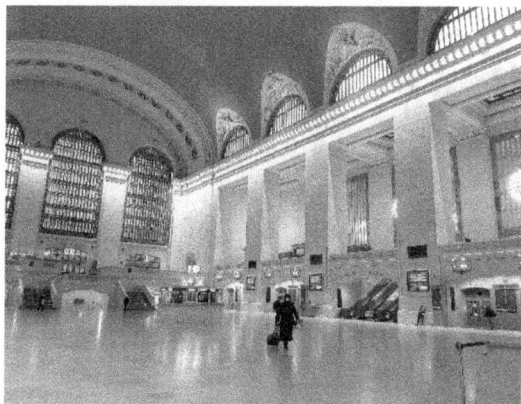

中央车站大厅

现在跟大家汇报一下观察结果。

1. 路上行人很少。

2. 走路的人多数戴着自制口罩，比如围巾等。

3. 马路上公交车不少，不过都是空的，我坐的车就我一人。

4. 见到一些人在修马路，多数人没有戴口罩，有些人把口罩挂在脖子上了。

周末到了，大家在精神上好好调剂一下，这一战不会一下子结束，大家耐心一点，我已经替你们到外面去过了，一切安好。

这种日子会过去的，往日繁忙的景象会再现，纽约一定会变得更好，我们大家继续努力！

（上班前，上午 10 点 40 分）

2020 年 4 月 4 日

（一）

今天接到同来自上海的朋友的微信，他在福特公司工作。今天周末，他和他的同事们赶到公司去做义工，制作面罩。这批面罩是给纽约做的。盒子上是他们的签名。谢谢你们，福特的朋友们。纽约人会继续努力，克服困难，继续宅家，等候拐点的到来。

（二）

跟大家分享一下纽约市卫生局公布的数据 - 按年龄，性别和地区分布病例总数（见右图）。

让我非常惊讶的是在年龄组 18 到 44 岁，竟然有 8 例病人无其它慢性病却也没有被救活（图片没有显示）。

年轻人，一定要注意啊！

（晚上 8 点 57 分）

Coronavirus Disease 2019 (COVID-19)
Daily Data Summary

NYC Health

The data in this report reflect events and activities as of April 4, 2020 at 05:00 PM.

All data in this report are preliminary and subject to change as cases continue to be investigated.
These data include cases in NYC residents and foreign residents treated in NYC facilities.

NYC COVID-19 Cases

	Total Cases
Total	60850
Median Age (Range)	50 (0-107)
Age Group	
- 0 to 17	1077 (2%)
- 18 to 44	23952 (39%)
- 45 to 64	21644 (36%)
- 65 to 74	7716 (13%)
- 75 and over	6337 (10%)
- Unknown	124
Age 50 and over	
- Yes	30528 (50%)
- No	30198 (50%)
Bex	
- Female	27660 (46%)
- Male	33100 (54%)
- Unknown	90
Borough	
- Bronx	11820 (19%)
- Brooklyn	16488 (27%)
- Manhattan	8781 (14%)
- Queens	20371 (33%)
- Staten Island	3355 (6%)
- Unknown	35
Deaths	2254

2020 年 4 月 6 日

昨日 4 月 5 日清明，在这特殊的时刻，我们思念故去的亲人的方式也只能是在心里默默对他/她们诉说……想必他/她们也能理解我们。

昨天休息，真正做到了休息。一早去美国超市买东西，然后自己剪头发（现在去不了理发店），之后把家里所有要付的帐全部设置自动付款。一则不操心，二则不用去任何银行。估计大多数人早已这样做了。晚上 6 点多就睡着了，十点多醒一会继续睡到自然醒。这样的日子以前没有过。

今天给大家的建议是"管好自己"。

1.管好自己的脚。在接下来的两周最好连超市和药房都不要去。要上班的人没有办法，小心谨慎地坐公交地铁。

2.管好自己的嘴。在公共场所尽量少说话。比如，你住公寓楼，有 24 小时门卫，本来每天早上见面要说"Good Morning"，然后他也要回你一句。现在挥挥手致意就行了。见到同事也是挥手致意。原因是说话时难免飞沫喷出来，万一距离不够远，可能就喷到对方，飞沫可能就是传染源。

3.管好自己的手。1）我不戴手套，但是特意穿件衣袖长一点的外套。不得已要碰任何接触物，手缩在里面，用衣服的袖子碰。2）一定要勤洗手！洗手要彻底，至少 20 秒。3）不用手揉眼睛，碰鼻子。

友情提示：过敏季节已经到。喷嚏、咳嗽、眼痒鼻痒等不可避免。建议 1）控制开窗户的时间；2）及时服药，以控制症状；3）清洁家里，减少花粉。

最后再提醒一次：一家人在一个屋檐下也要分开过。分食、分时间进餐。互不来往。拒绝近距离讲话，防止飞沫互喷。

祝大家安全度过接下来的几周。

（上班前，早上 8 点 52 分）

2020 年 4 月 8 日

以为几天不写了，其实也就隔了一天。

今天，想跟大家讲的都是虚拟语气。

假如我是市长的医学顾问或流行病学顾问，一月底我就叫他让市民取消所有的聚会，要求从疫区来的人居家隔离；

我会叫他提倡不握手，多洗手。2 月份，我就叫他提醒大家在家上班，减少外出，尽量不去医生诊所。我天天叫，上午叫得不够，晚上继续叫。

我会叫他让市民在家做口罩，不和医护人员抢医用口罩，但是要提倡戴口罩……

太多可以告诉他的事情，可是没有机会。

如果你们当中有谁认识他，就把我推荐给他，让我给他把把关。

一向比较低调的我这次就想高调一下，因为我看到这么多人过早离开人世，好心疼啊！

（下班路上，晚上 10 点）

2020 年 4 月 9 日

我每天大约从中午 12 点半左右开始上班，晚上一般要到 9 点半以后下班。回到家，做了必须做的事情外，先在手机里补看美国中文电视。第二天早上补看前一天州长新闻的发布会。昨晚看了张文宏跟华为海外员工和家属座谈会，就对照一下我自己做的够不够好，看看还有没有要改进的地方。

我们的敌人很狡猾，因而我们要斗智斗勇。按照州长的意思，我们一时回不到过去的生活，要形成 new normal（新常规），我觉得这是很理智的做法。面对现实，我们不得不重新规划自己的生活，尤其是卫生习惯。我跟大家分享一下自己的想法和做法。

1. 我每天不得不去上班，而且一周上 6 天班。到了单位，我用液体肥皂洗手多遍。基本上每做一个动作，要洗一遍手（进门、脱外套、清洁眼镜和手机、清洁自己的背包），经过多次洗手，不让"敌人"（病毒）遗留在自己的手上。确定手干净了，漱口，洗脸。

2. 白天在外走路全程戴口罩。因为迎面走过来的人可能没有戴口罩，万一他咳嗽或打喷嚏，就会对我有风险。晚上回家时马路上基本没有人，我就不戴口罩。如果进电梯，一定要戴口罩。

3. 晚上回到家，洗手、洗头、洗澡、盐水漱口。

4. 每天有空听听音乐，调节一下自己的心情。（有空时留意一下"韦博文化"公众号。）

5. 如果有时间，可以跟着 YouTube 做一遍"第八套广播体操"。

6. 在外面时，训练自己双手不直接碰任何东西，眼睛和鼻子痒要忍一忍。

7. 防火防盗防同事。把每个人（也包括自己）当阳性者，一定保持距离，即使戴着口罩或面罩。

8. 就算天要塌下来了，也要吃好饭（保证蛋白质的摄入），睡好觉，调整好自己的心情，保持内心足够强大！

9. 今天你健康，只能说 3 到 14 天之前，你没有被感染到。为保证 3 天到 14 天后你还健康，现在的每一天每一刻都不能放松自己。记得一句话"世界上怕就怕认真二字"。你认真了，你的敌人就被你打败了。

纽约以及其它地区的朋友们，我们大家一起努力。

（上班前，上午 10 点 50 分）

2020 年 4 月 10 日

如此美妙的音乐是"由芝加哥 Payton 高中生 Brandon Cheng 在家隔离时牵头组织，联合了一帮全世界的青少年大提琴手合作的这曲《天鹅之死》。音乐无国界，为全世界成千上万因新冠病毒而失去了宝贵生命的人而悲哀！为无数在死亡的边缘苦苦挣扎的患者们祈祷"。在这场无情的战争中，只有音乐可以抚慰我们因伤心脆弱的心。

在医学科技如此发达的今天，对于这个病毒的侵犯，我们能做的事情依然不多，或者说远远不够。

真心希望各国领导人能像这场演出中的青少年大提琴家们一样，精诚合作，并杜绝媒体不实报道。平日里，我在和国内的亲朋好友以及老师同学的微信交往中发现他们对美国的了解和我们所处的美国有很大不同。他们的信息来源是国内的媒体以及有些自媒体，为此我常常感到遗憾并无奈。

这个话题点到为止。大家先尽情地享受这段音乐吧。

2020 年 4 月 11 日

为了预防在上下班路上感染新冠病毒，我上一周没有回到在皇后区的家里，昨晚才搭车回家。每天上班路上在曼哈顿走路，看见一片萧条景象，心里很不好受。昨天我们局长发 email 说我们单位也已经有好几个人去世，我虽然不认识他们，不过心里也好难受。

今天周六，是 3 月 1 日以来我第一次在周六也休息。一大早，我补听了由洛杉矶中领馆主办、张伯礼院士主讲的中医药抗疫网络交流，收益非常大。我做了一些笔记，跟大家分享。同时，我也由衷建议你自己完完整整地听一遍讲座，一定会有收获的。

1.在中国有方舱医院，在美国没有。因而轻病人一定要严格隔离。不然的话，家里人或室友的传染不可避免。

2.有 10% 的轻症病人如果得不到治疗，则会转重症。转重症一般发生在第 4 到第 7 天，病人的血氧饱和度低于 93%，活动后出现呼吸困难，心悸心慌，呼吸每分钟超过 30 次。这种情况下就一定要就医。

3.中医治疗：轻症病人可以用一些简单的中成药，比如莲花清瘟胶囊，或者藿香正气丸。重症病人则是一人一方，也就是根据病人情况开处方。比如一些呼吸困难的病人通过中药通大便，腹胀和呼吸困难都改善了（本人注：每个人情况不一样，这只是中医药参与重症治疗的其中一个例子）。

4.西医在方舱医院的作用：检测病毒，监测病人的呼吸、心脏和血氧饱和度的情况。并且治疗一些并发症和控制基础病（本人注：在美国，因为没有方舱医院，我们在家要注意这些情况）。

5.如何预防：除严格远离病毒之外，1）中医建议饮食清淡，一定要保持大便通畅。张院士认为：饮食过度会使人的免疫力下降（本人认为：一定的蛋白质的补充是需要的，只是不要暴饮暴食。大便通畅极其重要。大便是排毒的一种重要方式。）；2）补充一定量的维生素；3）锻炼身体，太极拳、八段锦和广播体操；4）保持良好的作息时间，保证睡眠时间，尤其是年轻人，不要颠倒时间过日子。中医有 16 个字很重要：正气存内，邪不可干。阴平阳秘，精神乃治（大家慢慢体会这 16 个字）；5）张院士叫国内药厂加工袋泡茶让留学生喝。我们也可以参考。他提到金银花、牛蒡子、薄荷和菊花等。（本人注：在美国，我们好多人都有前院后院，有薄荷、蒲公英、金银花等，可以泡茶喝，既安全，又有效。这些药多是清热解毒的中药，如果身体虚寒，脾胃虚寒则要慎重，可以咨询一下中医）。

6. 张院士的团队做过一些体外的实验，结果显示有些中药有抑制新冠病毒的作用。但是他强调，目前的中医治疗仍然是从调节免疫力方面去考虑（本人注：因为没有做过 clinical trial，也就是说临床病人的实验，所以张院士的说法比较谨慎。我本人现在每天喝一杯中药，其中有一部分是清热解毒的药，万一有少量外邪侵犯，希望清热解毒的药能祛除此邪。外邪通俗来讲是指各种致病源。）

7. 说到中药治疗的证据，张院士说，3000 多年的疗效就是证据。有疗效，能救人，就是证据。（本人注：现在是救人要紧，中药有效。可是有些人拘泥于数据，就是不用，我个人认为这不是太理智的做法。当然，最终用不用中药，决定权在每个人自己手里。中药有效，但是不可能是 100%有效，这就跟西药一样。）

8. 张院士讲到，美国的 FDA 这次也非常配合，比如瑞德西韦和氯喹在完整的临床实验出来前已经批准用药，这是先例。（本人注：瑞德西韦结果刚发表，通过少量病例实验，证实有效率 68%—53 例中，36 例有效。）

9. 最后是我的免责声明（disclaimer）：我以上的陈述只是分享我听到的张院士的讲课，也包括一些个人的想法。其目的不是为患新冠病毒的病人提供任何医疗建议。有需要者请咨询你的家庭医生和查看 CDC 网站。谢谢。

（早上 11 点 47 分，今天休息在家）

2020 年 4 月 14 日

昨天（4/13/2020）是纽约大都会博物馆 150 岁的生日。

大都会博物馆筹建于 1870 年，并于 1872 年 2 月 20 日正式开放。最初是开在五大道的 681 号，后来搬到五大道 80 到 84 街之间。

博物馆的收藏量非常大，长期收藏的物品有二百万件。内容包括古罗马、古西腊、古埃及、欧洲、非洲、亚洲以及美国的早期作品和现代作品。作品包括油画、雕塑、饰品，甚至还包括中国的山水画和毛笔字等等。

博物馆分成 4 层，展品主要在 1-3 层，还有当中的夹层。5 楼是屋顶花园，只在 5 月 1 日到 10 月 31 日对外开放。

我本来想分享一下 2016 年 11 月 11 日我去参观大都会后做的美篇，可是现在我的美篇不能分享了，也不知为何？

因而，我只能取出其中的一些照片和文字跟大家分享一下。

我去过大都会博物馆无数次，曾经有一段时间我每月去一次。然而，博物馆太大，我走了那么多次，就只是走了一个角落，那就是 19 世纪末 20 世纪初的欧洲油画，包括印象派和后印象派的作品，也有一些罗丹的雕塑。

2016 年 11 月 11 日那天，阳光明媚，秋景甚美。我等着开门，是想给自己多一点时间，细细品尝那里的作品。

那天我花了整整 5 个小时，还只是逛了一小部分。

如果你时间有限，我建议你先直奔 2 楼左手边的 "19 世纪和 20 世纪早期欧洲油画和雕塑"，从那儿，你会观赏到罗丹的雕塑、梵高、莫奈和毕加索的画。另外，二楼的欧洲更早期作品（中世纪到 18 世纪）。二楼右边的美国展厅的油画跟美国早期的历史有关。另外，一楼二楼都有现代艺术馆。如果你有时间而且对毕加索的画有兴趣，不妨抽时间到一楼的现代馆去看看，那儿有不少毕老的作品。

一楼的展品多跟古代有关，如古罗马、古西腊，还有埃及的很多展品，其中也包括埃及的木乃伊。那些地方，我那天都没来得及去，只好以后再补。

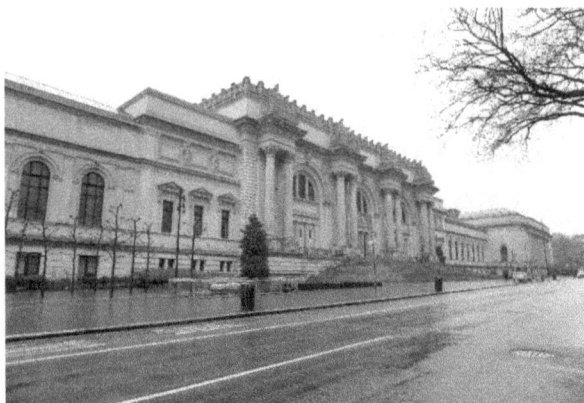

纽约大都会博物馆，作者摄于 2020 年 4 月 24 日

下面我放一些比较有名的作品。每个作品都跟着一个故事。我把那些文字介绍都拍下来了，日后再慢慢加到美篇里，也算是一个学习与分享的过程。在这苦难深重的日子里，我们暂且抛开眼前的一切，花 5 分钟时间来庆祝一下 The Met 的生日。我也以此 Post 给我的亲朋好友报个平安。

上图：大都会博物馆坐落在 Museum Miles（纽约曼哈顿第五大道 80 街到 84 街）。右图：毕加索的"梦想者"。在这幅画里，毕加索画的是他的情人 MARIE-TERESA WALTER，毕加索当时 45 岁，她 17 岁。

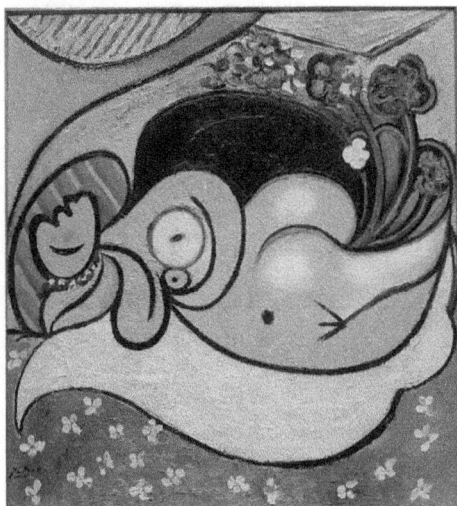

毕加索的"梦想者"

2020 年 4 月 18 日

有几天没在朋友圈发帖子，昨天收到二位朋友的问候，心里顿时觉得暖暖的。其中有一位纯粹就是微信朋友，没见过面。谢谢他们的关心。

纽约 Pause 已经有一段日子了。虽然有些方面有一点点好转（好几个数据属于平坦期），但是我们大家不能放松，毕竟每天的死亡人数还是好几百，新增病例也是 4 位数。我们大家要忍一忍，坚持做好预防工作，不能有任何轻视行为。现分享一下我的想法和做法。这些做法不见得是标准做法，但是在现在这种情况下，我宁可做过头，也不敢做得不够，我已经不敢只 follow CDC 的做法了。我是 3 月 12 日开始戴口罩，比 CDC 通知戴口罩早了几个星期。

继续认真经常洗手、洗脸（手必须已经洗干净了再洗脸）、清洁手机（每日多次）、外套、背包（每周一次）。

戴口罩。除了几乎没有其他人的地方不需要戴口罩外，其它地方都要戴。坐公交、去超市时我甚至于戴 N95。万一病毒浓度太高（虽然可能性不大），我也就不太怕了。口罩用完后用酒精喷一下，通风吹干接着用。使用最少量的口罩，支持医护人员。

超市买食品：1）超市回来换所有的塑料袋。换下来的塑料袋放两周后就可以用了。处理食物后要洗手（万一之前处理食物的人是阳性）。2）去超市前把清单开好，去后尽量快点买。3）有些东西可以在网上买，但是必须是可靠网站。万一不小心到了 SCAM 网站买东西，马上联系信用卡公司，并换信用卡以防日后被盗用。4）家里的购物让防护最严格的人去（能者多劳）。

随时调整好自己的防疫措施。一有松懈，马上提醒自己。

保持良好心境，做好长期作战的心理准备。开始适应新常态（new normal）。

顺便跟大家分享在曼哈顿拍的几张照片。（原文有数张照片，这里只分享其中一张）记录这段历史，有机会就拍。

（下午 2 点 15 分。正在家里看"One World：Together At Home Special to Celebrate COVID-19 Workers"）

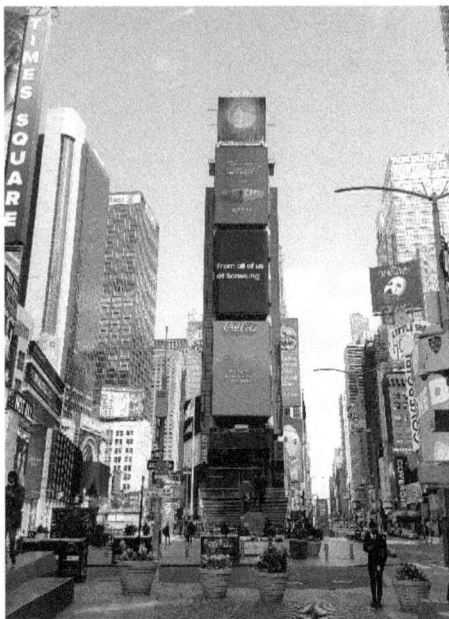

时代广场，摄于 2020 年 4 月 8 日

2020 年 4 月 20 日

疫情带给我们的思考

在这慢生活状态，我们终于有机会、也应该静心思考：我们应该如何生活？

以下是我的心得体会，跟大家分享一下。

1. 生命如此脆弱，即便是在科技和医学如此发达的年代。

2. 一家人并不见得能长长厮守一辈子。有家就要珍惜，有一天就要珍惜一天。

3. 即便你很有钱，也请不要挥霍和浪费资源，要和地球搞好关系。

4. "人定胜天"只是一句豪言壮语，说说而已。大自然要和人过不去时，轻而易举人就没了。

5.医护人员值得大家尊重和信赖，他们中的很多人非常伟大。

6.想要做的事不等明天，想要说的话也不等明天。

7.想要拍的照也不要等到明天。

根据第 7 点心得，我今天在上班前沿着曼哈顿 34 街从东到西走了一趟。

34 街是我非常熟悉的一条街。一来美国，我就住在第一大道大约 31 街这个位置，在 NYU 医学院正对面（上学加做实验方便）。周末闲的时候，喜欢和同学一起走走 34 街，尤其是到 Gap 试试衣服。

我今天从第三大道开始走（BM5 Express Bus 停在 34 街，靠近第三大道），一路经过了帝国大厦—这个让纽约骄傲的标志；梅西百货公司（手机没拍，在我的相机里）—梅西，一定要挺住！梅西外面平时热闹的休息处，现在几乎没有人（位于 Broadway, between 34th street and 35th Street）。正好有辆 M34 过来，我熟练地换成 N95 口罩，跳上公交，到了 10th Ave 下车。我又见到了大松果（Vessel），和附近的 7 号地铁站和高楼。看看时间不允许，我匆匆从远处拍了 Javits Center，又远远拍了一下 Megabus 上车的地方。真心希望我能在不久的将来再赴此地，重游我们的邻居城市（费城、华盛顿 DC 和波士顿）。之后我又换成了 N95，跳上 M34 往回走（从西到东）。看看时间还算宽裕，又在 NYU 医学院的儿童医院外拍了这个艺术作品（狗狗的鼻子上顶了一辆纽

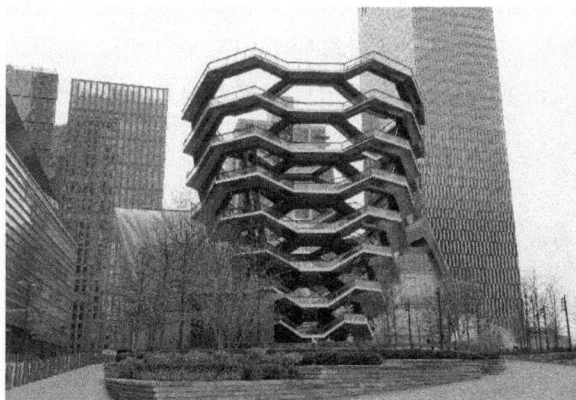

大松果（Vessel）

约的 yellow cab）。去单位的路上，我看见几个医护人员在 Starbucks 买咖啡。突然来了一辆宣传车，大家都转身拍照。最后一张是在 Bellevue Hospital 外见到的招贴画（Poster），感谢医护人员。（注：原文所附的多数图片在这儿未显示。）

拍下今日纽约，记载这一不平凡的时刻，希望你们喜欢。

2020 年 4 月 21 日

广东省名中医邹旭分享三个对缓解新冠症状有效的穴位。普通人不会针灸，但是可以按摩。

1. 太溪穴：在脚上，可以上网查定位（内踝后方与脚跟骨筋腱之间的凹陷处）。中医说，太溪穴补肾，肾主纳气。

2. 代谢穴（经验穴）：小腿内侧正中线，内踝上 8 寸（1 寸就是你自己的大拇指的宽度）。适应症：食欲不正，不思饮食，疲倦乏力。

3. 止喘穴（经验穴）：腕横纹和肘横纹的中间连线的上 1/3 与下 2/3 的交接处。适应症：胸闷，心悸，气短。

免责声明：我只是分享专家经验。很显然，这三个穴位和中药一样都未经美国 CDC 批准作为 COVID-19 的治疗方法。是否使用，何时使用，每个人自己可以咨询专业人士或自己定夺。谢谢关注。

（上班前，早上 10 点）

2020 年 4 月 22 日

100 个病人里有 15 个重症（15%重症），其中 3 个要插管（危重病人）。防止轻转重（一般发生在第 7 到 10 天中），要补充营养，鸡蛋牛奶，喝鱼汤，不恐慌，让身体产生足够的抗体跟病毒斗。避免稀饭、咸菜和方便面。熬过这 10 天，一般就没有事了。

鉴别有没有呼吸困难：拎一小包东西，从一楼走到二楼。完成不了，就要跑到医院，抢一根氧气管吸吸。

以上是张文宏医生对如何防止轻转重所说的一番话（我有视频，自己想听一遍的人请告知，我转发）。我最喜欢听他解释，因为他讲话特别接地气，没有一句是废话。只有天天在临床做医生的人才会有这样的表述，对我们普通民众来说帮助极大。

以下是我听他讲了以后的思考，跟大家再唠叨几句。

1.假如我们的身体完全是 free of virus（没有病毒），除了积极预防外（这是最重要的），就是要吃好睡好，不恐慌。万一病毒来了，至少呆在这 85% 里面。

2.我们现在假设自己已经得病（轻症），那就要好好休息，好好吃蛋白质，不恐慌。

每天生活在这样的环境里，压力时时出现，尤其是你周围同事得病，心里很是不爽，一是为他们担心，二是怕自己得病。昨天，当我们知道在我们实验室工作过几天的人得病了，大家都很不爽，下班时我跟我的同事说，不要太担心，"Tomorrow will be a good day."

为了调整心情，昨晚和女儿一起走到 60 街，York Ave，看 Roosevelt Island 夜景。60 街东河边上有条小路，沿着这条小路可以一直走到位于 100 多街的 Randalls Island。曼哈顿之大，无人知道。我决定哪天有空一个人去走一走。我们俩昨晚全程戴口罩，如果是一个人走路，而且路上基本没人的话，大概就不用戴口罩了。这大概就是我们州长说的新常态（New Normal）生活了。病毒假如一下子不撤退，我们就要斗智斗勇了。

（上班前，早上 8 点 26 分）

2020 年 4 月 23 日

纽约的情况在一点点、一点点地好转，我们要调整好心情，继续防疫，不能松懈（我之所以这么说是因为大家都有点松懈，是不是？）

周末快到了，考虑做以下事情：

1. 盘点一下自己哪些做得好、哪些还不够好而需要改进的地方。

2. 所谓的新常态（new normal）生活是怎么样的？需要添置哪些生活用品或常备的药物，比如 Tylenol。

3. 如果有时间，明天（周五）早上 10 点到 11 点听一场由皇后区公共图书馆举办的免费讲座。相信这样的内容人人都要知道（我认为这就是 new normal 的一部分，不是学医的人也都要学一定的医学常识）。

4. 如果觉得非常需要，可以考虑到指定医院免费检测。请点击下面的链接，查看检测地点。[14]

5. 预先学习一下血清学检测（IgM 和 IgG）的意义所在，以便决定自己要不要做一个。

2020 年 4 月 25

又到周末，有很多东西想跟大家分享，听我慢慢细说。

1. 从州长每天的疫情报告来看，纽约情况有明显好转。纽约最黑暗的时间过去了，这要归功于大家的努力：居家和保持社交距离，更重要的是出门戴口罩！

---

14 https://mp.weixin.qq.com/s/k4n55pRoZ4HMallgSM-J_A

2. 情况是有好转，但是我们大家绝对不能松懈。居家、保持社交距离、出门戴口罩！

3. 近来听到太多例子是几周不出门还是被感染了。主要原因是叫外卖，取包裹。取件时一定要戴口罩，洗手三遍。对外面来的东西一定要消毒，也就是用 Lysol wipes 擦一下，或者先不打开，放 3 天。包裹拆开后纸盒尽早处理掉。

4. 今天一早，按照我的 new normal，我一早 6 点多就起床去美国超市买菜。今天买肉的地方已经没有规定买几个 pack（上周规定只能买 2 个 pack），可以随便买。有些东西的价格（比如鸡蛋和大蒜）有所下降。减价的酸奶只要 0.50 一罐，大虾仁只要 6 美元一磅，鸡腿 0.99 一磅，真心不贵。

5. 再谈谈新冠治疗的问题。最近几天，大家看到关于一些西药的报道，氯喹和瑞德西韦看来都不怎么样。我们转身看看中药。中药在美国不算药，只能称为食物补充剂（dietary supplement）。算什么没有关系，我们看疗效。按血清学检测结果的推测，纽约有 21%的人感染了新冠病毒，想必有很多人是没有症状的。怎么能够让自己没有症状，或轻症不转重症呢？好多人会说要增强体

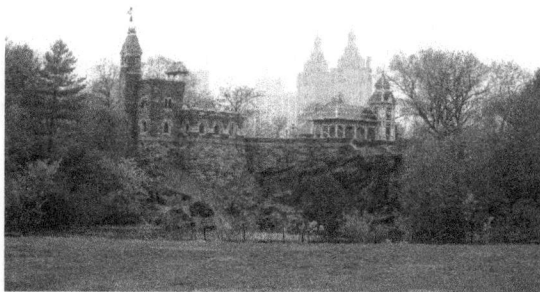

纽约中央公园，2020 年 4 月 24 日

质，这个没有错。比如，锻炼身体，吃足够的蛋白质、服维生素。如果家里正好有黄芪，煎汤代茶，或煮鸡汤时放一点。但是，有一点也非常重要，就是在食物或植物中挑一点可能有对抗病毒作用的东西，这样一来，万一有少量病毒入侵，可以祛其外出。我在这里举些例子

供大家参考：大蒜、葱和姜（解表）、家里后院可能有薄荷、金银花，市场上可能有菊花茶卖，橘子皮（烤箱烤一下就变成陈皮，有化痰作用）。如果有具体问题，可以私信我，我来具体解答。

（免责声明：我只是分享自己的生活经验，无意提供医疗方面的指导。有医疗方面的问题，请大家及时联系自己的家庭医生。）

6. 如果有时间，我会尽快写一篇关于抗体检测的短文供大家参考。

（下午 12 点 03 分，今天我休息）

2020 年 4 月 27 日

当致病源（也叫抗原，比如，细菌和病毒）进入人体后，机体的免疫系统会积极反应，从而产生免疫球蛋白，也就是我们平时说的抗体。免疫球蛋白（immunoglobulin，简称 Ig）有 5 种：IgG，IgM，IgA，IgD 和 IgE.

其中 IgG 是最常见的抗体，存在于血液和其它体液中。IgG 的产生相对比较晚（有数据显示新冠有症状后的 15 天 IgG 开始产生），在体内存在的时间也比较长（不同抗体在体内停留的时间长短不一样）。一般来说，它有保护机体对抗特定病原体的作用。

IgM 存在于血液和淋巴液里面，机体受感染后产生的第一种抗体就是 IgM（有数据说有症状 5 天后 IgM 就能测到），消失得也比较早，因而，IgM 的存在提示机体正在受某种特定病原的感染。

另外还有 IgA，它存在于呼吸道、唾液、眼泪以及母乳里。对新冠病毒来说，IgA 也在症状 5 天后出现，检测率也非常高。IgE 和 IgD 量比较少，也不是那么重要。

你也许会问，我到底应该测病毒核酸还是测抗体。如果为了诊断，能得到什么检测就测一下。如果是阴性，但是你高度怀疑，就测另一种。一般来说，有症状 10 天或两周以后，病毒核酸检测率会慢慢降低（不是说完全测不到），然而，IgM 和 IgG 在有症状两周后检测率会慢慢升高。因而，如果过了两周，测一下抗体应该是比较好，证实或排除感染（尤其是无症状带病毒者）。

对于新冠病毒感染来说，测抗体对于流行病学的意义非常大，也就是说可以预测人群中可能有多少人已经受到感染。对个人来说，还是要谨慎对待，不能因此将所有的防护措施撤了。因为 1）这是一种新的疾病，不确定抗体产生后对人有没有保护作用。如果有保护，能保持多长时间目前也不得而知。2）抗体检测会有一定的假阳性，也就是说，抗体测试的特异性相对差些。你的身体可能曾经感染其它抗原而产生了抗体，这种抗体也许在检测中与试剂里的新冠抗原结合而得到假阳性结果。这种假阳性的比例并不高，大概是 1.6%。因而，如果你查出来 IgM/IgG 是阳性，不等于说你肯定没有再被感染的可能。

2020 年 4 月 27 日

新冠感染是个新病，因而它的血清学检测（抗体检测）有许多问题目前还没有答案。比如 1）重度和轻症与无症状病人的抗体反应有什么区别，意义何在？2）如前所述，抗体反应对机体有没有保护作用？如果有，有多长时间？

等有了答复后，我们才会知道抗体检测对何时复工有没有指导意义。

希望我的解释能对你有点帮助。

跟大家分享几张我今天早上在路上拍的照片。（图片未全显示）

今天白天写了抗体检测的意义所在。可能有些朋友还不是太明白，我决定再写几句，顺便把开工的要点也写一下。

根据所附的图标 1.你可以看出：1）核酸检测可以在潜伏期就检测到病毒核酸；2）IgM/IgG 要两周才能测。但是，就新冠来说，有些研究发现 IgM 在症状出现 5 天后就可以检测到。

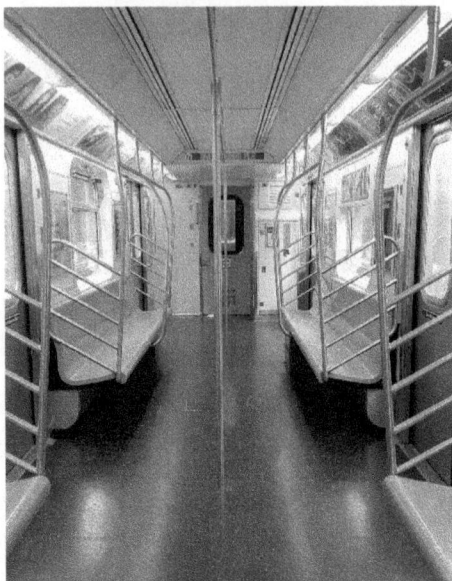

纽约 7 号地铁车厢
2020 年 4 月 27 日上午 9 点 32 分

从所附图标可以看出，最理想的检测结果是核酸阴性，IgM 阴性，IgG 阳性。这说明已经感染过了，现在在恢复期（convalescence）。如果 IgM 阳性，那就还是在感染期。

如果你有一个 small business，想要开工，怎么办？虽然不能完全靠实验检测结果来完全排除感染（检测总有假阴性出现），但是你可以根据检测结果加上其它措施把风险降到最低。

1.最理想当然是测核酸，这个检测能测出早期感染。如果是阴性，有二种可能：1）从未感染过，或 2）感染

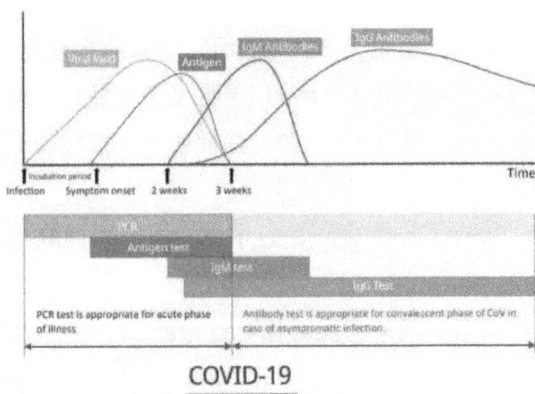

过，现在好了。如果让员工自己放心，他/她也许想做个抗体检测，如果 IgM 阴性，IgG 阳性，那是最理想的，但是还是要注意，因为你不确定这个抗体能否完全保护你（今天白天已经说了）。

2. 做核酸和抗体只是可以把感染者找出来。只要核酸和/或者 IgM 阳性，他们就不能来上班。

3. 即使核酸检测阴性，只是说你目前没有病，对别人来说，你是安全的，但是不排除你可能会从别人那儿传到。

4. 如果你只做了抗体检测，IgM 和 IgG 都是阴性，你对别人可能是安全的（但是早期感染抗体测不出来），但是你可能会从别人那儿传染到。

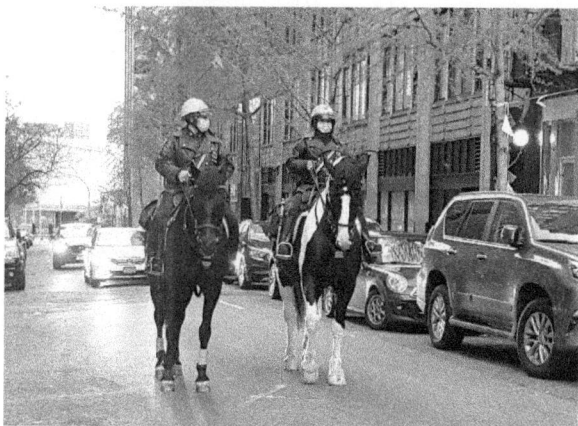

摄于 2020 年 4 月 27 日 NYU Langone Health 附近

5. 因而，如果复工，把核酸和 IgM 阳性人排除后，阴性人来上班。但是这些阴性的人随时还是可能受感染，因而 1）继续保持社交距离，如果可能就戴口罩或面罩，继续勤洗手，不去人群处，目的在于避免感染；万一是无症状感染或处于潜伏期，尽量不传给别人；2）每天检测体温，检查嗅觉，味觉，是否有咳嗽、呼吸困难、头痛、喉咙痛、寒战、寒战兼反复颤抖、肌肉疼痛（参考 CDC guidelines）；3）保持窗户打开；4）保持环境清洁，清洁地板；5）洗手间要有通风装置，冲水时盖上马桶盖，特别要强调洗手；6）门把手和电脑要用抹布（wipes）定时清洁；7）不要延长工作时间，保证休息；8）如果可能，也许可以备一些姜茶、柠檬茶、蒲公英茶、菊花茶、金银花茶或合在一起泡茶，备足纸巾；

9）提醒员工一旦有任何症状，休息在家；10）错开上班时间，减少办公室拥挤的情况。

（晚上 10 点 30 分，在家）

2020 年 4 月 28 日

从 3 月 1 日纽约有第一例新冠阳性病例至今已有将近 2 个月。纽约人经历了无数的打击：阳性人数、住院人数、进 ICU 人数、插管人数和死亡人数。

每个人承受压力的能力不同，已有个别人因为承受不了这种压力而主动告别人生，实属悲伤（从昨日起已经听到 2 起）。

在今后的日子里，甚至于在疫情过后，一定会有一些人经历前所未有的"创伤后应急障碍"（Post-Traumatic Stress Disorder-PTSD）。为此，我们一定要互相鼓励，互相支持，尽量不要让它发生。

每个人解除压力的方法不一样。有些人听歌剧，听音乐，我也听音乐，但是主要采取的第一种方法是"写、写、写"。希望压力通过文字通通走光。第二种方法就是走路。边走边拍照，拥抱大地，解除压力。当然，多数人做不到这一点（Pause, Stay Home），我是因为要上班，以步行代坐车，这样即避免了危险，也锻炼了身体，更解除了压力。

今天阳光明媚。一早，我步行来到华盛顿广场。这里虽然还是有一些人，但是完全没有往日的热闹景象。

我对这个公园有一份特殊的感情。很多年前（1998 年 5 月），我自己的毕业典礼就在华盛顿广场，当时的副总统 Al Gore 是那年的演讲嘉宾。研究生院自己的毕业典礼则在卡内基音乐厅举行。去年（2019 年）5 月，我家小女大学毕业，除了 Radio City 和 Yankee

Stadium 的毕业典
礼外，有一个庆典
也在华盛顿广场周
围。两个孩子的大
学宿舍都在附近
（Rubin Hall，5th
Avenue and 10th
Street），我也去过
很多次，白天或是
夜晚……

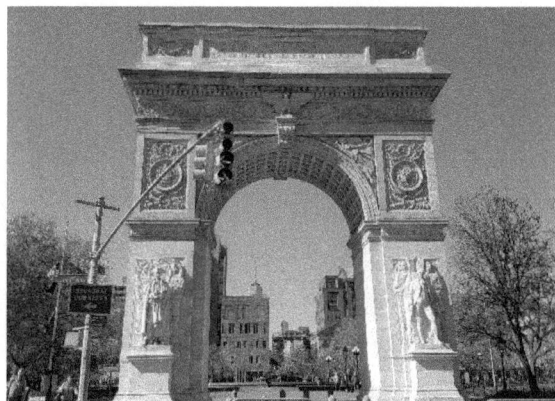
纽约华盛顿广场

今天，我拍了不少照片，把此时此刻记录下来（多数图片未显示）。

（写于上班前）

2020 年 4 月 29 日

昨日上午 11 点上班，因而错过了飞机雷鸟（Thunderbirds）和蓝天使（blue angels）中午 12 点的飞行表演。这个表演的主题叫"American Strong"。

美国强大，纽约更强大。感谢医护人员不惜一切的付出，我们一定狠狠地把这个隐藏的敌人赶出去！

没有看到表演的朋友可以到网上补看，也可以看看这个视频（感谢朋友庭柯的分享）。

（早上 7 点 30 分，在家）

2020 年 4 月 30 日

　　我们每时每刻在呼吸，没觉得这有多稀奇。然而，通过这场疫情，我们不得不感恩我们可以有正常的呼吸，因为不是每个人想要呼吸就能呼吸的。新冠病毒剥夺了一部分人应有的这个基本权利。也正因为如此，我觉得只要有正常呼吸，我们就心存感恩。

　　昨天在曼哈顿下城（downtown）步行拍照，记录这一不寻常的时刻。

　　这里我来过无数次，多数时间是陪别人来。以往我总是带别人坐一下免费的 Staten Island Ferry （远眺自由女神像），然后沿着 Whitehall

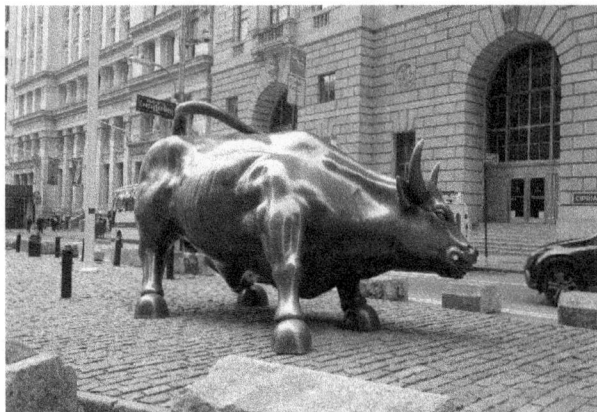

华尔街纽交所前的雕塑

Street/Broadway 就可以走到华尔街金牛，三叶教堂，再右转到华尔街（Wall Street），看一下纽交所的外观。如果沿着 Broadway 继续往前走，然后左拐，就是 911 reflection 池、世贸中心新楼、飞鸟大楼（Oculus）、Brookfield Place（以前叫 Winter Garden）。（多数图片未显示）

（早上 6 点 30 分，在家）

2020 年 5 月

部分低风险场所重启

停顿将近 2 个月后，州长库默决定重启部分低风险场所。我本人见证了各行各业因为停顿而造成的巨大经济损失，因此，我在微信里开始谈如何为复工做各种准备，并且在二个微信大群里开讲座，谈如何复工，跟大家解释核酸与抗体检测的意义所在，以及如何解读不同抗体的检测结果。与此同时，我也继续呼吁人们要适应新常态（出门戴口罩，与他人保持社交距离，回家要洗手）。

2020 年 5 月 2 日

自三月初到现在，我只有过一次周末休两天（觉得好舒心），平时是周日上到周五，周六休息。不过这周同事跟我换班，所以今天我上班。

我以为自己多日不发朋友圈，可是刚刚查了，发现就昨天没有发。今天有几个想法跟大家分享。

1. 关于复工。只要可能，我认为要尽快、逐步开工，纽约要回到正常日子，尽快恢复经济。开工前要做到几点：1）去查一下自己的核酸和抗体。现在纽约市的 City MD 提供免费检测，不需预约（感谢州长说到做到），大约 3 到 5 天可以有结果。你还是要带好医保卡和证件。如果你是 small business owner，赶紧带上家人一起去查一下，也通知你的员工去查一下。如果你是雇员，你的老板一定会让你出示阴性证明才让你复工。2）。开始正常的作息时间，让自己振作起来。到室外走路锻炼，保持社交距离，带上口罩就好。没有人的地方不用戴。

2. FDA 已经批准 Remdesivir（瑞德西韦）作为新冠重症的紧急使用药。那么轻症怎么办？可以考虑上网（HerbCareUS.com）。如果你确诊了，或高度疑似，你可以得到免费咨询和中药。中药也是"人民的希望"。[15]

（上午9点）

2020 年 5 月 4 日

（一）

今天是 5 月 4 日，祝大家青年节快乐。即便你已不再年轻，只要自己不觉得老，你就是年轻人的一份子。

昨天 5 月 3 日休息在家。说是休息，其实比上班还忙。首先要买菜，给家里的每个成员"国"买菜。为什么叫"国"呢？因为一家四口住在三个不同的地方。当然，这不是昨天的主题，昨天的主题是我在纽约中医论坛给了一个讲座。这是我 4 月 30 日才决定做的事，所以每天挤出时间做幻灯片，匆匆做好，昨晚上 8 点开讲，讲完后还继续讨论，搞得有点晚。我主要谈两件事：1.新冠病毒以及各种检测

---

15 HerbCareUS 由美国中医药针灸学会提供免费的中医咨询和免费的中药，并由学会义工将中药送到需求者家里或免费邮寄给他们。这个项目从 2020 年 5 月开始到 2022 年 5 月结束，历时二年，帮助了 200 多位求助者。项目开始前，我为此起草了"免责声明书"。

的意义。2. 如何准备针灸诊所的开工，其中包括各项防护措施、消毒措施和给病人的开诊通知书等等。

对于我来说，我并没有开针灸诊所，但是我希望可以用自己的专业知识把我能想到的防护消毒要点都写下来，讲出来跟大家分享。这也算是抛砖引玉，希望业界人士积极行动，做好开工准备。

我认为，纽约在采取严格防护措施的前提下要尽快开工，因为长时间不开工会引起很多问题。比如家庭暴力、焦虑症、经济压力，尤其是小商业经营者。针灸可以帮人舒解压力，从而调整好自己，继续前行。

以下是我今天的建议：

1. 现在是过敏季节。如果家中有过敏症的小孩或大小孩，要给他们抗过敏的药（如果他们不出门就没有事），要他们勤洗手，手不能去揉眼睛和抠鼻子。

2. 疫情在纽约已经两个月了。在这两个月中，我们恐慌、压抑、不知所措。现在，纽约的疫情在好转，但是越是在这个时候，越不能放松防疫，这场战争没有结束，我等要继续严格防范（记住国父孙中山的话："革命尚未成功，同志仍须努力"）。

3. 天气转暖。在严格做好防范的前提下，到外面去走走，调整一下自己的心情。

4. 如果觉得自己焦虑恐慌不能自制，一定要寻求帮助，不要硬撑。要知道，这条船上人很多，我们可以互相帮助，互相支持。如果你知道周围朋友有严重的焦虑，要主动关心一下。关心别人，等于关心自己。把别人开导好了，自己也就好了。

（上班前，早上 11 点）

（二）

好消息分享——纽约方舱医院开工啦。

纽约市议员兼市议会卫生委员会主席 Mark D. Levine 发 Twitter，

告诉大家现在纽约市的轻症或中度的新冠患者可以住到由市府预定的旅馆里，以免传给家人。旅馆还提供饭菜，可以洗衣服，也有药房。需要由定点的医疗机构介绍过去，请仔细查看这些机构。费用完全由政府出。

感谢市府能做出这样的事，之前他们也提供酒店给医护人员住。

（晚上9点30分，在家里）

2020 年 5 月 5 日

自媒体提供平台，我们尽情享用。

疫情以前的我有时会发朋友圈，都是自创，偶尔转发。可是疫情前后（1月23日开始），我发得很多，偶尔跳掉一天或两天。我周围也有很多朋友定期或不定期发文。住在 Staten Island 的庭柯是位文艺女青年，爱好颇多，知识面很广，写的内容附带生活情节，读起来轻松愉快。文友邱辛晔是复旦中文系毕业，写文作诗是他强项，我称他为文友有点抬高我自己。他任法拉盛图书馆副馆长，与罗慰年合作写了《法拉盛传》这本书。他也和诗人严力一起举办法拉盛诗歌节，做自己喜欢的事情。老李（李文辉）是专业搞统计的，疫情高峰期间天天给详细的数据统计结果。校友陈业孟每天发布他自己做的曲线来反映疫情的变化，也附上他太太蔡敏医生的疫情短文。他本人也是纽约中医学院的院长。另一校友胡晓天经常把她工作的病房报个流水账，说是流水账，其实有很多细节，让不了解医院工作的人能够对医护人员的辛勤工作有所了解。最后提一下微信群朋友鲁鸣，他喜欢写诗，写散文随笔，喜欢旅游摄影，在疫情高峰期他每天从美国主流媒体摘录一些重要信息，编辑成"美国疫情简报"，意在让国内的家人朋友知道美国疫情的真相，我每期必读。

　　我写的疫情手记无非是条头稿，提醒大家要多洗手，不聚会等等，有时也辟辟谣之类。我是个 scientist，没有什么文采，我觉得把事情说清楚就可以了。上下班路上写写，有时要下车了，就草草了事。前两天，辛晔说要把我写的内容放到"纽约一行诗刊"的平台上，我便把自己收集好的手记给了他。他加了几句前言，选了几篇于昨天发表了。我一时不太好意思转发，因为他在题目中提到"纽约病毒学家"。我认为自己配不上这样的称号，我只是一个普通的 scientist，多年来做病毒检测工作而已，算不上病毒学家，因而请大家忽略这个标题为好。

　　我今天转帖的原因之一是向大家介绍诗人严力。辛晔以严力的新诗"居家令"开篇，让我倍感荣幸。

　　我参加过三次严力的讲座，我认识他，他并不认识我，见了我最多也就点点头（虽然我们也曾在一个饭桌上吃过一顿饭）。

　　以下是我从他出版的书《喊》的作者介绍里拷贝的内容。

　　"严力，北京人，祖籍浙江宁海。朦胧诗诗人、旅美画家、纽约一行诗社社长。

　　于 1973 年开始诗歌创作，1979 年开始从事绘画。星星画会成员。1985 年夏留学美国纽约，1987 年在纽约成立一行诗社，担任社长，出版一行杂志，并创作小说。著作包括《这首诗可能还不错》《黄昏制造者》《纽约不是天堂》《带母语回家》等诗集、小说选集十多种。现为法拉盛诗歌节主任委员、纽约华文作家笔会会长，纽约一行杂志社社长。"

　　严力的爷爷严苍山是著名的中医大家，叔叔严世芸是我们上海中医药大学的前校长。唠叨至此，请欣赏严力的诗。

（上班前，上午 11 点）

居家令

——严力

居家久了
偶尔出去转一圈的感觉犹如做梦
蓝天以更蓝的姿势远离大地
云朵沿自由的方向赞美自己时
撞碎了不小心溜出口罩的
我的叹息
如此悬殊的状态啊
在被局限的梦里
我的大部分商家只能自我禁闭
迎面走过来的一段距离
深邃地张望了一下贴近的远方
仿佛擦肩而过
但满怀同情心的情敌
居家久了
偶尔让噩梦般的孤独出门放风
候鸟般搭乘在我身上的
直升机
找不到与生命联系的
沙滩和夏季
索性随着救护车急促的呼啸
沿着 2020 年 4 月的街道
但还是
没能追上纽约的深呼吸

居家久了
偶尔出去重温曾经的过去
醒来后还在家里
2020.05.01

2020 年 5 月 5 日

全方位抗疫，人人参与。

大家都知道，纽约自 3 月 1 日确认第一例新冠病人后很快就变成了重灾区。近两个星期来，各大数据表明疫情有些好转，让我们心情稍微有一点点放宽。州府和市府在疫情初期准备工作不足，措手不及，但是之后还是很给力的。州长每天的疫情报告是我必看的节目，信息透明，务实干，今天说要了解的事，明天就给出结果。

目前，抗疫是全方位的。现在医院收治重病人的力量雄厚，没有挤兑现象。纽约市酒店免费给轻度和中度患者提供居住、三餐和洗衣等服务，以免病毒传播。City MD 提供核酸和抗体检测。大纽约地区的中医师发起公益活动，给患者提供义诊，并给予免费中药，也包括免费邮寄。（注意是三免，也就是说全免）。这个关爱活动面向全美各族裔。

我虽然不开中医诊所，但是也愿意为此出力做义工。为此，我写了下面这段话，烦请各位发送到 Facebook 和你周围非华裔的朋友。请注意，我只是包括了几个组织者的名字加上我自己，事实上我们在各地也包括新泽西州有强大的义工队伍和网络技术支持。

疫情当下，人人有责。帮助传播，功德无量。谢谢大家的支持。

（早上 6 点 50 分）

Helping COVID-19 Patients with Consultations and Chinese Herb Teas Free of Charge

Herb Care US, a non-profit organization of Chinese medicine practitioners in the Greater New York area will donate Chinese herb teas to those who need it amid the COVID-19 pandemic. To know if you qualify for a free consultation and Chinese herb tea, please check the website "HerbCareUS.com". You may also contact the following volunteer practitioners directly:

Dr. Sophia Liao, 917-605-5819. Dr. Jasmine Lai, 917-363-3398. Dr. Hong Su, 917-428-0971. and Dr. Jie Fu, 646-290-1088。

United, we win!

2020 年 5 月 6 日

新常态（New Normal）

今天来跟大家谈谈新常态（New Normal）。现在，从总统、州长、市长到普通百姓都在谈复工。复工才能恢复经济，才能让大家回到相对正常的生活。然而，要复工且不增加感染人数，对每个人来说都是一个很大的挑战，而建立新的常态是关键。

1.洗手不只是饭前便后，而是碰过不可靠的表面就要洗。那什么是可靠的表面呢？如果家里人没有生病，碗筷和家具都应该是比较可靠的。一旦出门，你就要抱有怀疑一切的态度来对待外面的一切。电梯按钮、扶梯、大楼的门把手、公交车上都可能是不干净的。如果能随身带些纸张，以纸张接触表面，那最好了。用笔按电梯按钮的主意也很好。总之，每个人自己采取措施，避免用手。有些人可能喜欢用手套，但是你能保证在戴着手套的情况下不揉眼睛吗？如果戴手套后放松警惕，然后揉眼抠鼻，手套就毫无意义。我不戴手套，因为我实在觉得太浪费资源了。不过每个人自己定夺。

2. 不拥抱、不握手。开工了，大家好久不见，拥抱一下很难免，但是这样的近距离接触太危险了。

3. 保持社交距离。开工了，对年轻人来说周五去酒吧饭店可能又要开始了。如何应对这个问题，大家先思考一下。

4. 女性朋友们要出门，都喜欢涂口红，用粉底霜，这样一来，口罩就不能反复使用。能否考虑暂时不用，或到了单位才用上去？但是，问题是我们到了单位也都在戴口罩啊，这样想想用口红的意义就不大了。

5. 戴口罩。现在，戴口罩在纽约已经是常规。但是外州并没有都戴口罩。一旦复工，有一定的危险。不戴口罩，光靠 6 英尺的社交距离是不行的。

6. 家里用餐习惯：改成分餐制，或至少用公筷。

7. 家里要设定潜在污染区，放上衣、长裤和鞋子。

8. 家里备用酒精和 bleach（漂白粉），用来消毒。酒精可以在 ebay 买 95% 的那种（$50 一加仑），自己配成 70%。顺便复习一下中学化学就知道如何稀释了。酒精可以用喷的方法（酒精对人体

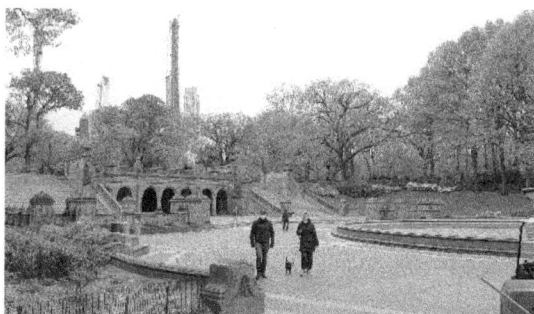

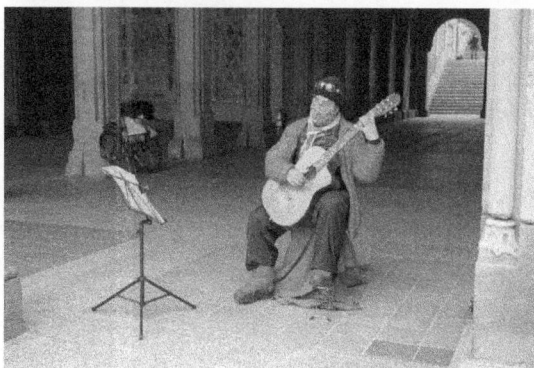

纽约中央公园 Bethesda，2020 年 5 月 6 日

是安全的），但是漂白剂只能放在小口的塑料瓶（吸入对身体不好，不可以喷），挤在 paper towel 上，然后擦东西。擦完 15 分钟后要用清水再擦一遍。

看到这儿，是否觉得压力有点大，其实习惯了就好。

最后来点轻松的。今天早上，我利用上班前的几个小时又去了一次中央公园（上次去正好下雨），走了多少路，从来不计。不过每次走完，心情舒畅，浑身舒服。

中央公园是我的最爱之一。今天从 79 街东面进去，72 街西面出来，慢慢游了 Conservative Water, Bethesda Terrace（见到一位孤独的公园艺人），Bethesda Fountain, Bow Bridge, The Lake and Boat House，湖边小息。风景这边独好，建议有机会去跑跑，但是最好不是周末。（照片一定要拉大看才漂亮。）

（晚上 10 点）

2020 年 5 月 8 日

我的疫情手记连载之二也"发行"了。再次感谢编辑辛晔的辛苦付出。首先，他要看一遍，然后找出他认为比较有代表性的几篇编辑在一起。

正如他所说的，我急着要把信息传递给大家。我心里常想到的就四个字："保卫纽约"。

对我来说，纽约是我的第二故乡。我"长大"在上海，"成人"在纽约。纽约有我的很多故事。在中央公园的 Bow Bridge 拍了一生重要的照片留念，从 NYU 的 Medical Science Building 暂时放下实验，跑到隔壁的 Tisch Hospital 生小孩，还跑了二次，从而写了一个"好"字。17 年前，我又跑到马路斜对面，从此"为人民服务"变成了我每年的 new year resolution.

　　时间过得很快，这些年经历颇多。当然无论如何这些年所面对的挑战加起来也比不上这次疫情给我们带来的多。我们处于一场战争，而且很难速战速决，我们时时刻刻要记得提醒自己，不能放松！

　　两个多月来我们在恐慌焦虑中度过。谢谢辛晔把旅美女诗人王渝先生的诗"恍兮忽兮"作为引言。这首诗十分应景，纽约有太多人经历了这样的感受。

　　请大家欣赏文中的这首诗：

恍兮忽兮
　　——王渝

那些令我感動的，可以觸及的，看見的，嗅到的
醒來的一刹那都在路的盡頭，那轉彎的地方
消逝

時空交錯地張揚著一種安慰
明確了昨天以及昨天以前那些日子的身份

再踏上這裡的街道
混跡在失去容顏的陌生人之間
日常改變
恍如譜出世紀末的節奏

王渝于紐約
2020.05.02

　　　　　　　　　　　（下班后，晚上 10 点 20 分）

2020 年 5 月 9 日

如今的纽约，到处在谈论复工，在采取严格的防疫措施的情况下，我也特别支持复工。继上周日（5/3）在一个微信群谈了如何准备复工外，我昨天（5/8）又在一个微信讲座中作为嘉宾讲了 10 分钟。主要是谈关于如何选择核酸和抗体检测。如今，疫情当头，我们每个人都不得不当一回"病毒学家"，把这些事情搞搞清楚。

为便于大家快速学习，我决定编几句顺口溜。

核酸，核酸，
它来得快，走得也早。
还在潜伏期，
它就悄悄潜入。
到了二三周，
它慢慢减少，
溜之大吉。
那个时候要找它，
已经有点难。
抗体 IgM，
不甘落后，
5 天以后，也紧紧跟上。
不紧不慢，
呆到六到七周，
告诉人们，
你还在被感染。

抗体 IgG，

姗姗来迟，
两周过去，
它来帮一把。
六七个礼拜了，
它还赖着不走。
助人为乐，增强免疫力，
乃是它的本性。
可这次能不能帮上，
它说再等等看。
手持 IgG 阳性，
还是放松不得，
口罩，洗手，拉开距离，
样样不能缺席。
一不小心，
新冠来临，
如此险恶的敌人，
我们一定要回避。

检测核酸，让自己放心，
检测抗体，帮助政府防疫。
保卫纽约，
我们一马当先，
献上一滴血，
无所畏惧。

春回大地，
夏日也已临，
愿你我努力，
找回往日的开心。

更多有关核酸抗体检测的解释见下：

1. 核酸就是我们平时说的 RNA，在这里指的是新冠病毒的 RNA。通过从呼吸道样品里检测病毒核酸，我们就知道被检测者身体里有没有这个病毒。核酸检测可以早期就进行，病人在潜伏期就能测到核酸，从无症状带病毒者的呼吸道采到的样品中也能测到。但是，如果在出现症状后的二到三个星期后，呼吸道的病毒可能逐渐减少，但是还没有完全消失，在这个时候检测核酸有可能是阳性，也可能是阴性（只是阳性检测率降低，并不是肯定测不到）。

2. 抗体是机体受到抗原（病毒）侵犯后所作出的免疫反应。因而，它们需要一定的时间才能产生。一般来说，IgM 出来早些（对新冠来说，大概症状出现后的 5 天后），大约 6 到 7 周后可能就慢慢消失了。IgG 出来晚些（大概两周后），维持时间也会比较长。抗体在身体内停留时间的长短不一，要看是因哪种抗原而产生的抗体。

3. 因新冠病毒而产生的抗体对人有没有保护作用，如果有，可以保护多久目前还是不得而知。等过一段时间后，科学家收集数据分析后才能知道。因而，如果手头有一个 IgG 阳性的民众，也不能放松警惕，继续防疫。

4. 就目前来说，做抗体检测可以帮助政府预测人群中已经感染病毒的百分比，这些数据对复工计划和准备工作都有帮助（假设抗体能保护个体）。同时，这些数据对流行病学的其它方面的调查也有帮助。如果有可能，去做个抗体检测，既帮助了政府和科学家，也给自己留个记录，这样挺好。

（早上 7 点 20 分，今天 9 点上班。）

2020 年 5 月 10 日

今天是母亲节，我在微信和 text message 中接到好多电子卡，在此一并表示感谢，也想趁此机会对所有母亲说声节日快乐。

昨天在微信群里听了来自武汉的朱虹医生讲诊所的防护事宜，这使我想到了气溶胶的问题。一早醒来，马上在一个微信群里联系了武汉大学的蓝柯教授，向他请教了气溶胶的问题。据网上报道："4 月 27 日，Nature（《自然》）在线发表武汉大学病毒学国家重点实验室主任蓝柯教授领衔的抗疫科技攻关团队的最新研究成果，论文题为 Aerodynamic Analysis of SARS-CoV-2 in two Wuhan Hospitals（《武汉两所医院的新冠病毒气溶胶动力学分析》），并作为亮点论文（Featured article）进行推荐。"蓝柯教授和他的团队的"研究结果表明，在当时严格防控的条件下，两所医院和公共环境总体是安全的。但在患者使用的厕所中气溶胶病毒载量较高，提示患者大小便冲水过程可能是病毒气溶胶的一个重要来源；在人流聚集的超市附近和医院楼栋通道等可检出一定的气溶胶病毒载量，说明人员聚集时病毒携带者与周围人群存在潜在的气溶胶传播风险。"蓝教授在微信交流中提到气溶胶不是主要传播途径。他认为两个因素很重要，一是空间相对封闭，通气不佳；二是要有传染源（患者）。当我问到对中央空调系统以及公寓房子的通风系统（在厕所和厨房）的传播病毒的评估时，蓝教授认为在一个空间中，在有传染源的情况下，中央空调系统、厕所等是存在风险的。前些天，我接到一位女士的电话，她住在老人公寓，公寓里有多位老人因为新冠而去世，因而她非常担心。这次的疫情中，有些老人不幸病倒甚至离世，而这种公寓房子有没有进行楼道和通风口消毒不得而知。2003 年非典在香港爆发时也有人认为公寓通风口可能是病毒的传播途径。因而，为保险起见，我觉得：1）住公寓人的人有必要将这些通风口暂时封住（万一这栋楼里有过重病人）；2）接下来，天气逐渐变热，如有中央空调的大楼，也希望管理公司能够对系统进行消毒，以免后患；3）家里注意开窗通风，万一有病毒也就比较稀释了；4）保持房间干净，因为病毒会黏附在灰尘里。但是如果家里没有病人，清水擦洗就可以了，不见得要用带氯的消毒液。希望这些信息对大家有用，尤其是住公寓人的居民。

（5月10母亲节，今天我休息）

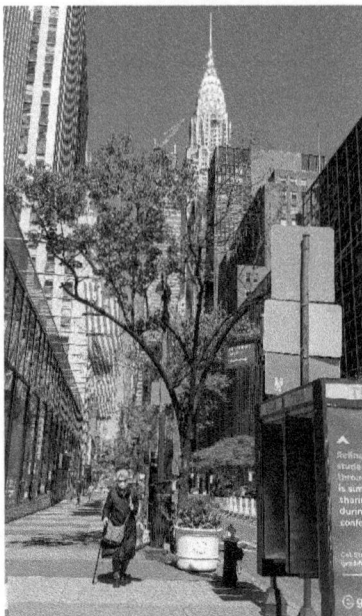

5月7日早上上班路上，在第二大道走路时经过42街时拍的。一位妇女戴着口罩，挂着拐杖在行走。背景是纽约的地标 Chrysler Building。

2020 年 5 月 11 日

5月10日早上我发了关于气溶胶和潜在的中央空调和公寓通风口病毒污染的问题后，在上海卫建委工作的大学同学跟我分享了上海刚出炉的关于中央空调使用的指引。条款指出：

1. 实行对相关设备部件进行清洗，消毒和更换。

2. 使用中央空调时，要加大新风量，加强通风换气，其中，使用全空气系统的中央空调时应关闭回风。

3. 如有新冠或疑似病例发生时，应在疾控部门的指导下对中央空调通风系统进行终末消毒，经检查合格后方可重新使用。

我觉得在中央空调环境工作的人应该向大楼（building）的管理部门谈这个事，引起他们的重视。

今天，州长在新闻发布会（Press Conference）中再三强调养老院老人因新冠死亡的事件。除了护理员传播外，不知一些设施比如中央空调和暖气通道会不会有问题？

朋友中如果有机会询问此事，应该去问一下，以引起各部门的重视。

（半夜 12 点 05 分）

2020 年 5 月 16 日

时间过得飞快，5 月份的一半已经过去，再一眨眼，Memorial Day 周末就要来了，这就意味着夏天的序幕很快就要拉开了。

这些天，大家在考虑和讨论的就是复工了。张文宏说的有道理，不复工在欧美要死很多人。我想即便不死人，很多健康问题和社会问题会随之而来。

大家知道，华裔比起其他族裔来说存款会多些，但是即便如此，坐吃山空，一直用存款（savings）是不行的，因而复工复产特别重要。然而，有钱花只是其一，还有一个重要事情就是精神心理疾病。如果长期不恢复日常生活，越来越多的人会出现焦虑、强迫症、忧郁症，这个后果也非常恐怖。

在尽量做好防疫的前提下，如果还没有复工的人要早早计划，做好复工准备。其它方面也应该考虑一下。

1. 总结一下最近几个月的生活开销情况，看看还有那些方面可以节约开支。经济上调整好了，心理压力就会小一些。

2. 看看家里的口罩、洗手液和消毒剂的使用情况。在不影响防疫消毒的前提下节省使用，因为这些物品会用上很长一段时间。

3. 在接下来的一年里出国旅游大概不太方便。特别喜欢旅游的人可以考虑做一些宅家就可以做的事情，比如学一样新的东西，读一些以前想读又没有时间读的书，或者在当地（local）或开车就能到的地方好好玩一下，但是前提是不去挤人群，一定要保持社交距离。

4.正好利用这段时间家里人多聚聚，聊聊天，增加交流，尤其是父母和小孩之间的交流。其实，在快节奏的生活中，这些交流都在慢慢消失。我们大家都知道，一年一度就只在感恩节和圣诞节聚在一起是不够的。

纽约人具有内心强大、遇事不慌、冷静的特质。我们一定会度过难关。

最后分享几个娱乐休闲开心的节目。

1.关注一下"Piano on Park"（pianoonpark.com），主持人 Cyrus 基本上在每周五晚上 7 点 30 分推出一台小型音乐会。之前是在他位于 Park Ave 的家里举行，我去过好几次。

2.关注一下林肯中心 CMS（Chamber Music Society）的网站，他们经常会推出质量非常高的音乐会，机会实属难得。

3.最近"郎朗国际音乐基金会"的学员在每周五中午 12 点也有在线演出。

4.美国中文网在 5 月 16 日到 19 日晚上 7 点有精彩华人演出。

最后祝大家周末愉快。

（早上 9 点，这周开始我周末两天都休息）

2020 年 5 月 21 日

一转眼，Memorial Day 长周末就在眼前。以往的日子很不一样，从 2 月份的总统节到 5 月底的 Memorial Day 是要熬一熬的，因为当中没有其它长周末。今年，忙着防疫，还没意识到，这三个月就过去了。让人伤心的是，有好多人没有等到这个长周末就匆匆离去。这次的长周末对他们的家人来说是何等的煎熬？

我们能幸免的人真的是要把握住每一天，因为有时候没有来日方长。

目前，各地都在大张旗鼓地重新开放，这是必须的。我在两周前就呼吁，在严格防疫的前提下，我们要尽快重开，不让经济继续下滑，慢慢恢复元气。

有几个方面要提醒大家一下。

1. 年轻人喜欢叫外卖。现在要支持经济复苏，尤其要支持一下小商业，这是个好方法。不过我建议大家如下：1）外盒消毒或放在一张干净的纸上。2）不要用送来的餐巾纸和餐具，用自己家里的。3）吃完扔掉盒子后用肥皂洗两遍手。这样就万无一失，既享受了美食，又支持了他人，同时也不把危险带给自己。

2. 如果去单位上班，同事之间好久不见，忍一忍，咱先不拥抱，不握手，戴着口罩说话，还要站得远远的。

3. 这段时间对我们大家都不容易，对小孩子们就更不容易。家长一定多安慰他们，陪他们一起玩，也多些亲子活动。

4. 我们都在经历一个"压抑期"。让音乐帮助我们吧。本周五（明天）可以在 Pianoonpark.com 听古筝表演。周日下午 3 点马友友要演奏巴赫的作品。长期关注 CMS（室内乐协会）的网站，那里好节目不断。

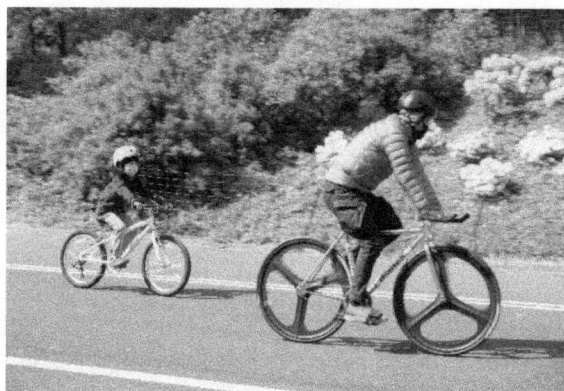

纽约中央公园，2020 年 5 月 19 日

最后，请大家看看我最近拍的，以"纽约精神"为主题的照片（只显示二张）。

纽约人，我们继续前行！

（上班前，早上9点30分，在家）

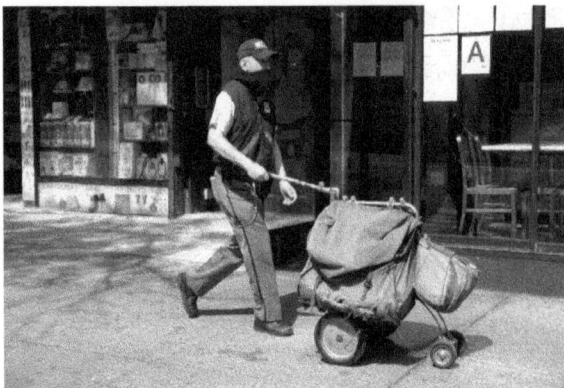

纽约第二大道，89街，2020年5月19日

2020 年 5 月 22 日

2020 年对我来说本该是丰富多彩的一年。今年 2 月大学同学乐萍应该来纽约和我一起玩美东，5 月初去 West Palm Beach 开会，5 月 24 日应该是全家 4 人的西班牙游，9 月接待小学/中学同学，10 月和大学同学相约再游罗马，现在全部统统泡汤，写英文时变成了虚拟语气……

不过人生的每一天都是宝贵的，我只得徒步玩曼哈顿（有时也坐公交车），寻找最美图案，记录珍贵历史。光一个中央公园，我跑了三次。每次经过博物馆，都望馆兴叹；经过音乐厅，翘首盼望。再忍忍吧，总有出头的那一天。我们继续好好防疫，好好活着，来日方长。

拍照留念，精彩人生就这样记录下来了。我觉得我自己最大的财富就是我的照片了。从小时候 10 岁到 19 岁每年在照相馆拍的照片（底片都还保留着），到现在拍出来脸上已经留下"艰难生活"的痕迹都好好保留了下来。只是我没有能到处去玩，因为养儿育女把我

20 年的光景消耗掉了。不过也不后悔，这也是对家庭和社会的贡献，是人生重要的一部分。

2020 年 5 月 25 日

在新常态（New Normal）中过好日子。

抗疫到现在这个份上，我们大家都有点麻木了，数字对我们来说好像只是个数字，大家在尽力恢复正常的生活。不过，纽约时报在国殇日周末整版报道死亡者的名单和逝者的简单介绍（10 万死亡者中的 1000 人，只是写了 1% 的名单）给我们敲了警钟，"They were us"，他们曾经是我们当中的一员。如果你再仔细想想，如果我们不小心，我们可能也是他们当中的一员或将来成为他们中的一员。这绝不是杞人忧天，因为新冠死亡就发生在我们周围，如果没有发生在我们直接认识的人当中，至少发生在朋友的朋友、邻居或同事身上。

今早醒来，读了一篇微信文章，介绍的是日本抗疫的战绩[16]。文章提到他们在三个方面有优势：

第一，日本对于传染病的对策研究，属于世界顶级的水平。

第二，日本国民对传染病有着很多的知识与理解，并能够结合到自己的日常生活中去。

第三，世界各国难以模仿的日本国民的自律精神。

（copied from the original article）。

前二点由政府去做，自律方面，我们每个人一定要做到。文章说，东京力推新生活模式，就是坚守三大基本行为准则：

第一，人与人之间保持距离；

16　https://3g.k.sohu.com/f/f453296087?from=groupmessage&sf_a=weixin

第二，戴口罩；

第三，勤洗手。

而一切的一切，还是需要依靠每一个人的自觉。（copied from the original article）。

依此看来，我们不得不坚持新常态的生活，在相当一段时间内，都要做好这三点，以达到远离病毒的目的。大家互相提醒，夫妻之间、父母和子女之间、朋友之间、同事之间都要提醒，因为每个人对此的敏感性和自律性非常不一样。

另外，我们大家也看到了国际形势的变化，多多少少会担心祖籍国和居住国的关系。今天早上读了邱辛晔的文章（我以前也推荐过他的文章），非常认同他的一些观点，因而介绍给大家读读。文章比较长，请坚持读到最后关于旅居国外华人在居住国的境况。如此来想，我们只要好好过日子，遵守居住国的法律法规，不要太担心被歧视。歧视会存在，对其他族裔也一样，但是不要放大，一旦放大，反倒给自己增加很多压力，不知如何是好。

最后希望大家在严格防疫的前提下好好享受这个夏天，我也是这么鼓励自己和家人的。

（今天休息在家）

2020 年 6 月—7 月

分期重启，开放一期至四期

6 月初，纽约每日新增病例已经降到 3 位数，因新冠死亡的人数降到了二位数。纽约州长库默决定分四期重启纽约各类商业活动，这一决定给纽约市带来了生机。但是 5 月 25 日，46 岁的乔治·佛洛伊德（George Floyd）在明尼苏达州的明尼阿波利斯（Minneapolis）市因白人警察锁喉致死引发全国范围的抗议，不法分子趁机打劫商店，烧车，纽约也不例外。6 月初，商店不得不在橱窗上钉上木板，大门紧锁，纽约一片萧条景象，令人心寒。我三次外出拍照，记录这一不幸的时刻，同时继续呼吁大家不要放松抗疫。

2020 年 6 月 1 日

纽约州长库默在今天的疫情简报会上宣布，纽约州的疫情是美国最严重的，但是纽约州的抗疫已经取得决定性胜利。这本来是纽约人可以欢欣鼓舞的一天，然而，锁喉致死事件引发的抗议活动，加上坏人趁机抢劫、烧车、攻击，后果不堪设想。

今天是纽约的第一天宵禁，从晚上 11 点开始到明晨 5 点。

捣乱分子毫无良知，他们伤害的商家已经在疫情中损失惨重，这下被砸后更是雪上加霜。

我们也看到单腿下跪祈祷平安的警察和一些市民。希望大家保持冷静，妥善解决这一事件。

这次事件的导火线是锁喉致死事件，但是城市 lockdown 也使人疯狂。心理上、身体健康方面和经济上的压力使得很多人精神上崩溃，急于发泄。因而，我在几周前就呼吁在做好防疫的前提下，一定要尽快复工，不然会有很多问题出现。

我们在这次危难中要尽力做好：

1. 不要忘记疫情还没有完全消失。戴口罩、洗手和保持社交距离不能忘。

2. 和自己家里的年轻人好好沟通。国家有许多方面要改进，比如警察过度使用武力，这绝对要控制。强烈建议自己家里年轻人不要去参加这些有危险的抗议活动，采取其它方法抗议，帮助我们的社区。因为这样的抗议活动很容易就发生暴力和警察的拘捕，以不参与为更妥。

3. 最近要多点警惕性，贵重物品尽力不带到公共场合，走路时多注意安全。如见抗议队伍，警察管制区域要尽量避开。带好自己的证件、家人和朋友的电话号码。万一碰到麻烦一定要报警。

2020 读起来这么顺口的一年怎么就这么不顺。艰难时刻我们要互相关心，互相帮助。

（下班后，晚上 9 点 20 分）

2020 年 6 月 2 日

为纽约祈祷、呐喊

九十天的抗疫，
纽约很无奈，也已经很累。
无数个生命的失去，
已经让我们痛苦不已……
当我们刚刚看见曙光，
欲为我们浴血奋战取得的胜利庆贺时，
弗洛伊德走了，
死在警察的过度暴力中……

真正意义上的抗议无错，
可是借机施暴无理。
你可以去白宫外抗议，
百姓的商铺、民众的安全，你无权入侵！

打劫、纵火、绑架、攻击，
无恶不作，
如果 Martin Luther King 知道，
他也会哭泣……

宵禁开始，
六月八日的复工
是否会延迟？
一切都在不定之中……

政客们，先搞清楚你们为何要当选，

如果你们视而不见，

以百姓的安全为代价为自己争取机会，

你们不会被当选！

纽约的市民，

乃至全美民众，

为纽约祈祷、呐喊吧，

我们要团结起来，保护我们的家园！

（上班前，早上 9 点）

照片说明：美丽纽约专辑，拍摄于疫情期间。

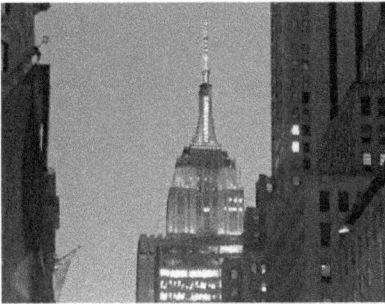

帝国大厦，2020 年 4 月 22 日　　East 46th Street, 2020 年 4 月 22 日

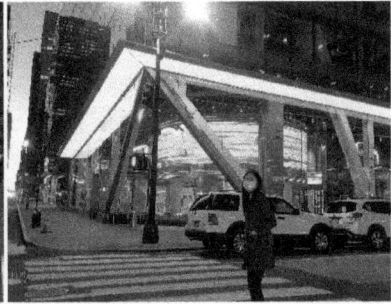

2020 年 6 月 3 日

今天一早 8 点半左右，我派遣自己作为纽约市民到中城观察了一下，主要是去察看一下安全情况，看看纽约市警力的部署情况，顺便也看看木板钉得如何了。

我从 34 街 Park Ave 出发，沿着 34 街一直走到第七大道，途经帝国大厦、梅西百货。从第七大道往东走，到第六大道时左拐，然后沿着第六大道走了两条街到 36 街，从 36 街再往东走到第五大道。沿着第五大道，我从 36 街一直走到 57 街，途经纽约市图书馆、洛克菲勒中心、St. Patrick 大教堂、各旗帜店包括 Saks Fifth Avenue, Victoria, Bergdorf Goodman, 远眺中央公园东南进口处（第五大道相交 60 街）。然后沿着 57 街往东往南走。上午 11 点赶到单位上班。

刚出去时看见那些钉着的木板，心里感到沉重难过，走走就好了一点。我告诉自己，纽约人必须坚强！跟大家分享一下我看到的情况。

1. 第五大道行人很少，其它地方人不少。比四月间多很多。

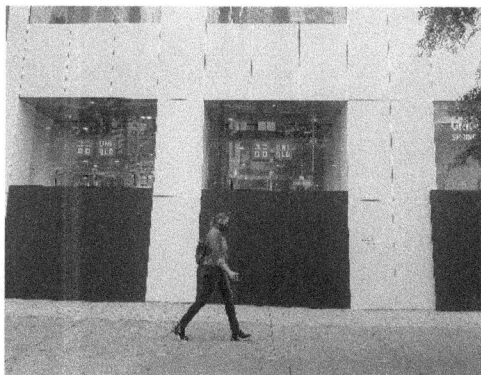

木板封上的商店，2020 年 6 月 3 日

2. 警察很少，一共看见 6 个，他们都在大教堂门口，警车也不多。

3. 好多商店钉了木板。

4. 重要地方比如洛克菲勒中心和 Saks Fifth 等门口有保安人员，手持手机或对讲机。

5. 看到两处有店员在清洗涂鸦。

我对商店的木板做了一个评比。

1. 最亮丽要数 Sephora （彩色木板）

2. 最性感是 Uniqlo 和 AX （黑色木板）

3. 最雅致是 Clement Restaurant （油漆成墙的颜色）

4. 防盗最佳是 Saks Fifth Ave （木板上加铁丝网）

5. 最无所畏惧是 Forever 21（没有钉木板）

我也放上其它几张点缀一下。

以下是友情提醒：

1. 这些日子晚 8 点宵禁开始，叫家里小孩一定要遵守，呆在家里。

2. 疫情没完，时刻记住戴口罩、洗手和保持距离。

3. 安全第一。

4. 保卫纽约、挺纽约。我们对纽约充满信心，纽约会好起来的，很快！

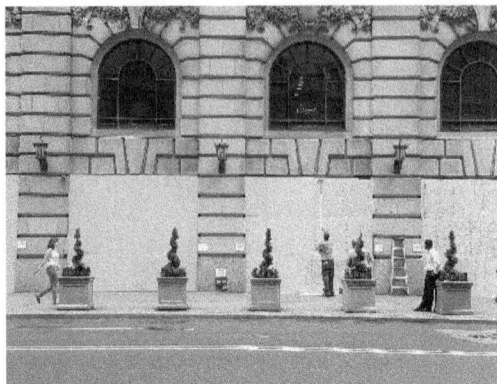

木板封上的商店，2020 年 6 月 3 日

2020 年 6 月 4 日

第五大道上的博物馆都安好，放心。

昨日微服巡查了曼哈顿中城主要是第五大道安保情况。有好多朋友提醒我注意安全，在此一并感谢，我一直把安全放在第一位。在这种特殊时刻外出，要做到眼观四方，耳听八方，洞察任何可疑行迹（怎么搞得像做地下党一样）。

昨天听到朋友提到博物馆的安全，我顿时心里咯噔了一下。是啊，那些博物馆安保情况如何，我得去察看一下。

纽约的博物馆如果不是上千，至少也有好几百。我今天利用上班前空闲时间主要去看了在第五大道 Museum Mile（博物馆英里）上的几个博物馆（110 街--82 街）。除此以外，我也加了位于第五大道和 70 街相交的 Frick Collection。

今天路线从 Madison Ave（33 街和 32 街之间）开始，以 4 轮（Bus M4）出行，一下到了 104 街，往西走一条马路到第五大道，便开始了我的博物馆之行。一路上，我没有见到一个警察，也没有见到一辆警车，一切安好。人们三三两两戴着口罩走在人行道上。

我没有去位于 110 街的非洲中心，The Africa Center，因为我不知道（今天查了以后才知道）。先到了 El Meseo del Barrio，这个博物馆在博物馆英里的西端—105 街。博物馆比较小，专注于拉丁美洲的作品，我只去过一次。馆外没有见到任何额外设施。旁边便是 Museum of the City of New York，一切安好无恙。这个博物馆非常值得去，讲述的是纽约市的历史。光是这个楼就值得进去看看，而且是随意付费。再往下城方向走，我错过了犹太人博物馆，直接到了位于 91 街的 Cooper Hewitt Smithsonia Design Museum。这里是钢铁大王、慈善家、工业家卡内基留下的大厦，保护得特别好。路过 89 街 National Academy Museum，我倒是看见门上钉了木板。之后就是古根汉姆博物馆。我仔细看了，门口有辆展览的大车，像是在站岗。门口有人一直在巡逻，博物馆里面也有人在值班。继续往南走，经过德奥馆（The Neue Galerie，86 街）。里面 Gustav Klimt 的金女人（The Woman in Gold）价值 135 Million（由 Ronald Lauder 买下来在他自己开的这个博物馆里展出）。小铁门紧闭，应该是安全的。继续走几条街，便到了大都会博物馆。见门口有几个人坐着聊天，还有 4 或 5 个保安走来走去，比起我 4 月去时的

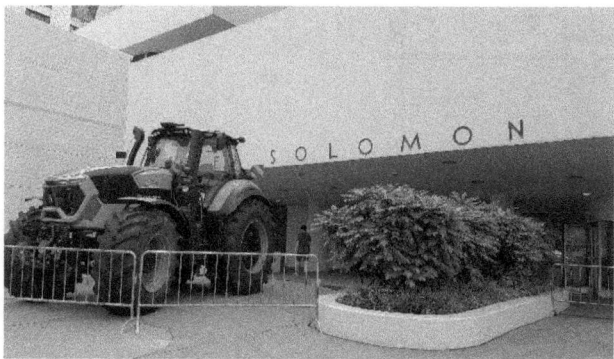

古根汉姆博物馆

景象，已经热闹些。旁边也已经有人在街上摆摊卖画。最后，我走到了 70 街的 Frick Collection。这里是 Henry Frick 的私人收藏，外面的围墙

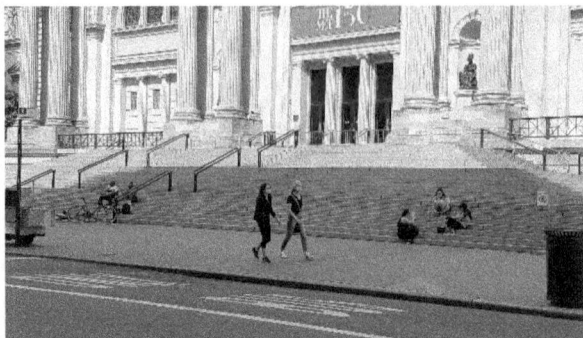

纽约大都会博物馆，2020 年 6 月 4 日

非常结实，安全没有问题。博物馆以前每个月的第一个周五晚上是免费的。每周三下午 2 点以后随意付费。[17] 不能拍照，不过在庭院里可以拍，那儿有些雕塑。夏天他们还供应免费点心和饮料，有人在那儿弹琴演唱，多数人领些免费的笔和纸在那儿临摹。我以前去过两次，一直希望有机会再去。匆忙跑一圈已经把时间都用完了，我赶紧从 72 街往东走到第二大道，坐上 M15 到单位，11 点准时上班。

每天友情提醒：洗手、戴口罩、保持社交距离，远离病毒。

（6 月 4 日，请记住 31 年前的今天）

2020 年 6 月 5 日

（一）

时间过得很快。一眨眼，周末又到了。对纽约人来说，这是一个很不寻常的一周，一些事件虽然没有直接影响到我们的生活（只是早

---

17 这是以前的免费和折扣时段。目前免费日已经取消，但是每周四下午 4 点到 6 点可随意付费。去前最好上网确认。

点回家，多花时间和家人在一起），但是在精神层面给我们带来很多挑战。

家家都有本难念的经，何况是一个国家。一个国家很复杂，经济发展、政治、族裔之间的相处等等问题都不好处理。好在美国有两党制，他们会吵吵闹闹，然后互相协商和制约。对我们来说，做好自己，保护好家人最要紧。

我有如下建议跟大家分享：

1. 自媒体非常不安全。提醒自己的家人尤其是小孩不要在自媒体上讨论敏感问题。一不小心，谈话内容可能外泄，也许会给自己造成不必要的麻烦。

2. 继续防疫。如果去参加过抗议活动，一周左右要去测核酸。州长在他讲话中也呼吁了。虽然现在疫情有很大好转，但是万一人群当中有超级传播者，再度形成高峰也是有可能的。

3. 下周一纽约开工，坐公交的人应该要好好防护。如果可能，错开上班时间。最近的公交很挤，有时候已经没有座位了。

无论在哪一个国家，音乐可以让我们躁动的心平复下来，也可以给我们带来喜悦和快乐。这里有两条信息你可能感兴趣。

1. 每周日晚上 5 点林肯中心的 CMS 在他们网站（chambermusicsociety. org）播放一个高质量的网上音乐会，这个音乐会会在网上维持 7 天。比如，上周日是小提琴家林邵亮的演出。网上一直放到周六（明天）。我上周日 5 点听了一遍，后来又听一遍，六重奏"佛罗伦萨的回忆"一曲已经深深印在了我的脑

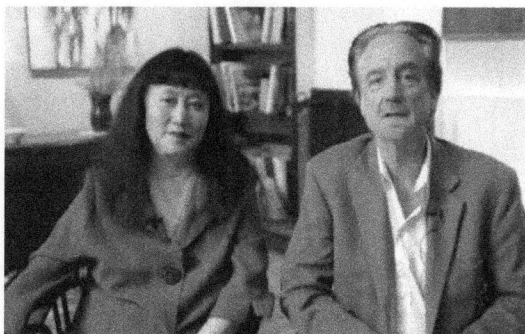

林肯中心室内乐艺术总监钢琴家吴菡与大提琴家大卫·芬克尔 (David Finckel)（照片来自网路）

海里。

2. Pianoonpark. com 是另一个值得关注的网站。他们也有网上音乐会。主持人 Cyrus 组织每周五晚 7 点 30 分的音乐会，因为这周比较特殊，他们推迟节目，但是他将之前的几次节目放在网

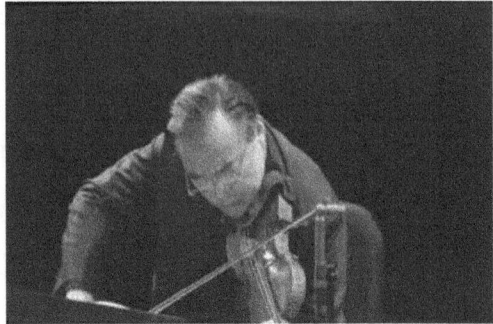

小提琴家林邵亮（照片来自网路）

上。这些节目会放到 6 月 11 日。大家有机会可以上网听听，古筝表演也是其中一个。

此外，今晚上 8 点有一个网上讲座可以听，主讲者是陈儒斌。题目是"大都会博物馆亚洲部崛起的背后推手"。感兴趣者打开链接。美国以外的人也可以参加。[18] 是 zoom meeting 的形式。

最后祝大家度过一个轻松愉快的周末。

（二）

读后感（《存在的自由》）一虚无就在日常的琐细体验中。人不能选择存在，能选择的是存在方式。

鲁鸣写道："写作是我通过创造而保持的存在。它作为一种更新的流溢，成为我生活一大乐趣。这个存在，对我来说，已超过我的职业。写作就是我的自由之一。没人逼我写作。完全处于存在状态的写作。用当下网言，即刷存在感。"

我想谈谈自己对写作的看法。写作好处多多。首先，写作是在和自己对话。随着指尖的震动（几乎不再是笔尖），思路源源不断地流出，写完了，人也舒畅了。

其次，写完后，通常会跟人分享，这也部分解决了孤独的问题。

18　https://mp.weixin.qq.com/s/aVbbwcSYGF WA7par0vXBkw

在当今自媒体爆棚的日子里，人其实是很孤独的。孤独本身不是一件很糟糕的事，人有时候是需要孤独的，但是如果太久，可能会产生压抑。分享自己的写作，有时候会得到一种共鸣，这似乎肯定了一下自我，确认一下自己在精神和思维方面没有彻底消失。

写作的另一个好处是在不自不觉中让自己保持大脑健康，杜绝或推迟将来老年病的到来，这比每天吃大把的保健品要好得多。

2020 年 6 月 6 日

一天内见多人转发，一定有它的道理。

原来家长可以看中文，听英文视频，儿女可以光看视频（英文），可谓老少皆宜。如果小孩不愿意看到中文字，这里是只有视频的链接。[19]

一起学习，共同进步，机会难得。

如果跟小孩讨论，要确定没被录音，以保大人小孩安全。这不是杞人忧天，因为确实有小孩将自己和爸爸妈妈的谈话内容放到网上，令人倒抽一口冷气……这不就是鲁鸣在他撰文中提到的美式文革吗？[20]

学会全面了解，用自己大脑分析，以保证自己思维的相对独立性。

不是所有的非裔美国人都不分是非。这些天，我对几位非裔同事加朋友特别同情，因为他们非常不想看见打砸抢的行为。他们也努力工作，有良好的修养，可是之前几天所见所闻令他们非常难堪……因

19　https://m.facebook.com/realCandaceOwens/videos/confession-i-do-not-support-george-floyd-and-i-refuse-to-see-him-as-a-martyr-but/ 273957870461345/

20　鲁鸣的文章见：https://mp.weixin.qq.com/s/YZahHRnbO9Ym6_ 2T1o62xQ

而，我最近对所见到的非裔美国人（比如在超市，在公交）多点微笑，他们受伤的心需要抚慰。橱窗打破要花钱修，心里受到打击需要好长一段时间来修复。

美国是个移民大家庭。我们来到这儿，希望就是这个大家庭的一员，和大家和睦相处。我们杜绝任何政党利用突发事件为自己拉票，甚至不顾民众财产遭到严重破坏。我们每人的一票是神圣的，是由自己掌控的。

（今天我休息）

2020 年 6 月 11 日

今天是 6 月 11 日。请大家不要忘记二个月前的现在是纽约人度过的最黑暗的日子。在那个时候，我们心里充满着对新冠的恐怖……

二个月后的今天，抗疫大获胜利。但是，疫情还没有完全结束。前天纽约州新增感染 674 例，死亡 56 例。

每个人都可以选择自己想做的事，这就是美国这个国家赋予我们的权力。纽约州长建议，参加过抗议之后，要为家中的其他人考虑，比如爷爷奶奶，外公外婆这一代，或自己已经不太年轻的父母。如果去了，也许周围有人没有戴口罩，请先隔离至少一

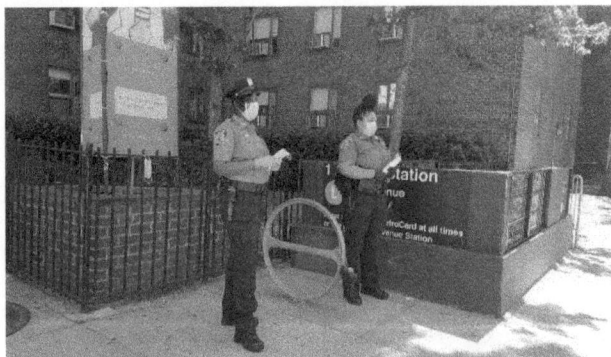

6 月 8 日纽约复工，警察在地铁口分发口罩

周到 10 天后，再去检测一下新冠病毒，还好现在检测试剂充足。在未知明确结果之前，请不要与他人接触。

在美国，新冠让 10 多万人失去生命，让 10 多万个家庭蒙受苦难。All lives matter。每个人都有生存权，不能顾此失彼。和平抗议可以继续，只要不忘记抗疫。

前页照片说明：6 月 8 日纽约复工，警察在地铁口分发口罩。在她们的应允下，我拍了这张照。感谢他们为纽约民众的付出。其它几张是我昨天（6 月 10

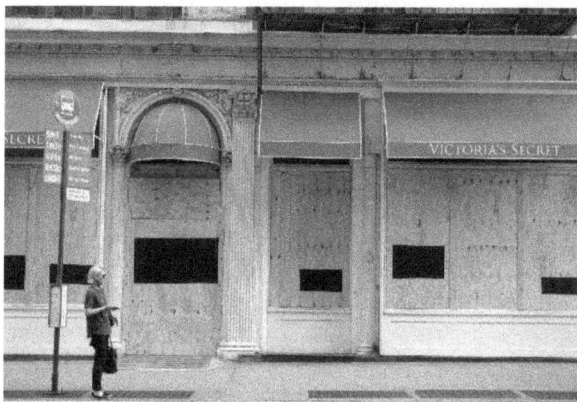

纽约 SOHO，2020 年 6 月 10 日

日）上班前去 SOHO 拍的。我看见的是空旷的街道，上门板的商店（多数没有涂鸦，不过我挑了一些有涂鸦或图案的）。连 Forever 21 也上了门板，只有勇敢的 Laduree 开着。最后一张是我路过 Chinatown Center Street 时拍的，从这条路可以远眺曼哈顿下城的市政厅。（多数照片未显示）

望大家照顾好自己与家人，继续防疫（洗手，戴口罩，保持距离不能忘）。小家安好之后，要关心国家大事，初选是 6 月 23 日，一定要投出自己神圣的一票，投给谁由自己决定。

（上班前，早上 7 点）

141

2020 年 6 月 13 日

在疫情期间,我用自己的 11 路加上纽约市四通八达的市内交通,利用每天上班前的一点点时间走遍了曼哈顿各大景点,记录了这个不受欢迎但是不得不经历的历史时刻。

疫情未断,混乱又现。个别人竟然要建立一个没有警察的城市。下面这些照片回答了在纽约这个大都市我们要不要警察这个问题(图片未显示)。

个别不当甚至暴力行为不能代表整个行业,因噎废食不可取。我们都知道在最危难的时刻警察总是在第一线!

挺纽约的警察!NYPD,纽约人与你们同在!

(今天我休息)

2020 年 6 月 16 日

今天下班后沿着 34 街跑了一趟。一来看看 34 街的商店尤其是梅西百货公司以及周围的情况,二来看看 8 大道和 10 大道的壁画。

从附上的照片可以看到,34 街有个别的店门板尚未拆除。梅西在 34 街,6 到 7 大道之间的橱窗已经恢复,梅西外面的 Herald Square 已

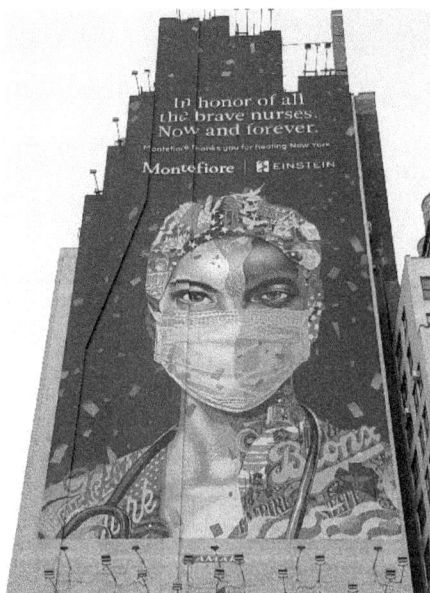

34 街的壁画:向抗疫一线的护士致敬

经很热闹，8 大道和 34 街相交处可见大的壁画（见右），34 街交 10 大道处有更多小壁画，大松果处已经有好多人在玩，我也摘下口罩叫那儿的保安给我拍照留念，虽然不甚满意，不过我已经很感谢他给我拍照了。

晚 7 点半后，34 街行人已经不多，我十分小心地离开了那儿。

最后再次提醒大家，疫情尚未结束，在享受难得的好天气的同时，记得：1. 戴口罩；2. 洗手；3. 保持社交距离。

老三篇记住，病毒不入。

（晚上 9 点）

2020 年 6 月 18 日

今天为庆祝纽约抗疫大获胜利（随便找个理由），我下班后去了一次 Riverside 公园。这个公园在 72 街和 89 街之间的 Riverside Drive 上。公园里见到好多人在玩，大人都戴口罩。

正因为纽约人的自律和识时务，才有了今天的抗疫成效。作为纽约人，我们应以此为骄傲。

纽约州长库默说，"今天是抗疫开始的第 109 天，之前我们花了 42 天爬山，又花了 66 天下山，现在已经让全国疫情最严重的地区转危为安，感染率从全美最高变为最低。"话说回来，抗疫没有结束，大家还需努力。记住常说的三点（洗手，戴口罩，保持社交距离）。

罗斯福夫人（Eleanor Roosevelt，1884/10/14 - 1962/11/7）的雕像位于 Riverside Dr. 和 72 街交界处。这位总统夫人做了 12 年的第一夫人（1933 - 1945），为美国民众做了很多好事，深受人民的爱戴。坐在一个凳子上的老先生就是给罗斯福夫人的雕像戴上口罩的人。他说，原先是位艺术家给雕像戴口罩，后来口罩被人拿走了，他开始给雕像戴口罩。因为常被人拿走，这已经是第 10 个口罩了。昨天，有人想要拿走这个口罩，但是没有拿成，因为动过了，口罩把她的眼睛遮住了。结果，他只好又回家拿了梯子爬上去把它

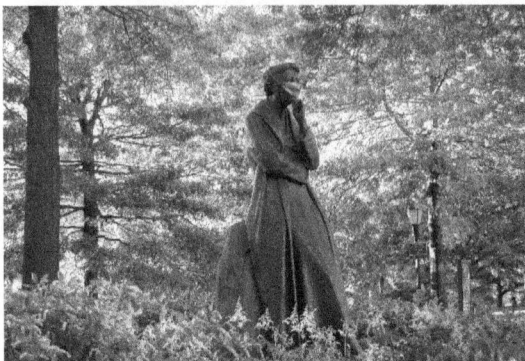

罗斯福夫人雕像

重新戴好。不料，在他爬上去时，有二个妇人看见，以为他要拿走口罩，过来阻止。后来他告诉她们，这口罩就是他给雕像戴上去的。他为啥这么上心呢？他告诉我说，小的时候，他妈妈带着他去听罗斯福夫人的演讲，演讲结束后，罗斯福夫人摸摸他的头，说他长的很英俊，因而他一直记得她，记得她这么夸他。短短的故事蛮动人的，于是我就叫老先生给我拍照留念，我还没站好，口罩没脱掉，他就已经拍完照了。照片好坏无所谓了，留个纪念还是不错的。

（晚上 9 点 30 分）

2020 年 6 月 20 日

纽约人度过的 111 天

自 3 月 2 日纽约市发现第一个新冠病例（纽约州卫生局于 3 月 1 日发现第一例）开始算，到昨天 6 月 19 日为止，纽约人度过了 111 天。开始是恐慌，焦虑，然后有希望，有信心。对每一个纽约人来说都是挑战的，难忘的 111 天。在这 111 天里，我几乎每天听州长库默的疫情报告例会，疫情最严重时是全程听，后来也至少在新闻里听

一小段。昨天是他的最后一次，我认真仔细听了，非常感动。州长非常务实，他每天讲的是我们遇到的困难是什么，准备怎么解决，第二天就告诉大家问题解决得怎么样了。他的句子常常在我脑子里回旋，"Forget politics, forget politics"（不谈政治，不谈政治），他一心想的就是救人。昨天他又说了："Forget politics"。他还说了："Love does win"，"Love brings light"。（爱带来了胜利，爱带来了光明）。疫情过去，他是会谈 politics 的，但是至少在重要时期，他把人命关天的事放在了第一位，作为州民，我非常欣赏他。

我以前也较少在微信朋友圈发帖。然而，在这 111 天中，我自封小喇叭广播站，经常发我的条头稿，反复发，内容重复。原因是焦虑，焦急，急于告诉大家预防措施，报告纽约市的真实情况。尤其是在大家居家隔离期间，我因为在曼哈顿上班，利用上班前，或下班后到处"微服私访"，拍照，记录这个对将来来说是重要的历史时刻。我拍的照有几千张，靠二条腿走了几十英里（也特别感谢 MTA 在疫情期间提供的充足的公共交通）。最近，我在做收尾工作。一是在自己写的疫情手记里挑出几篇参与日后由纽约的几位文人编辑的疫情日记集。感谢几位朋友帮我阅读挑选，这也有一点点难度，好在任务已经如期完成。二是我在整理照片，编辑一本"疫情下的曼哈顿和纽约人"的影集。影集将有图片加文字，记录整个疫情期间曼哈顿的变化和纽约人顽强和自律的精神。完工后，会和有兴趣看的朋友分享。

最后还是忍不住要提醒大家，疫情还没有结束，记住"戴口罩，洗手，保持距离"这三点，远离病毒，保护好自己和家人。

本周末祝所有的父亲们节日快乐。家庭聚会，记住"Love brings win；love brings lights".

（早上 7 点 30 分）

2020 年 6 月 25 日

今晚 7 点 30 分纽约爱乐乐团如期举行草坪音乐会。

我们不"见"不散。

音乐会将通过网络直播的方式进行，播出历史画面和纽约爱乐乐团艺术家最新录制的音乐，所以不会有烟火了。不过没有关系，音乐会最重要了。[21]

2020 年 7 月 1 日

疫情后期该出门还是不该出门？

最近日常生活逐渐正常，所以我也写得比较少。今上班路上随便写了几笔，看到众多朋友关注，所以决定再多写几句。

最近，我常常听到别人不敢出门，怕接触到新冠。其实，每个人的年龄和身体情况不一样，居住条件也不一样，要不要出门，自己定夺。以下只是我的一些想法和建议。

1.如果你一向喜欢宅家，你可以继续宅。前提是你在家有事做，心不烦，晚上能安眠，白天精神抖擞。

2.如果你家有前院后院，或公寓房子有阳台，你为了保险起见，只是在家呼吸新鲜空气，基本不离开家，这也可以，前提和上面一样，心情好，睡眠好。

3.如果你因为长期呆在家里已经产生焦虑，心神不宁，膻中穴有压痛（在二乳头连线的中点），食欲不振，失眠等症状，你应该考虑

21　www.youtube.com/user/NewYorkPhilharmonic

出去走走。只要防护好，神经不要太紧张。往日放松的做法是不可以的，新常态要做到。

所谓新常态，就是头脑里要多一根防护的弦。要做到 1）身边一直带个口罩（我除了带上要戴的口罩，包里还有一个备用口罩）。周围有人时要戴口罩，在室外没有人时不用戴，尽情呼吸新鲜空气。2）在没有用肥皂先洗手的情况下不用手揉眼睛，抠鼻子。洗手非常重要。只有在不得已时才用干洗液。最近微信流传 CDC 有不符合标准的干洗液名单。我没有上网校对，所以无法评论。但是，药房卖的酒精片应该不错，身边可以放几片，需要时可以擦手和手机等。3）和他人保持 6 英尺或更远的距离，4）回家后换掉外衣。

此外，大家一定要注重自己的 mental health（精神和心理健康），保持心情愉悦。心情好，睡眠好，免疫力才好。

下面隆重推出由陈儒斌撰写的关于大都会中国馆扩展的故事（未附），让大家享受纽约特有的艺术生活，消遣解闷，预防焦虑，保持身体和心理健康。

（下班路上，晚 6 点 20 分）

2020 年 7 月 28 日

今天偶尔发现自 7 月 1 日在朋友圈谈新冠后，我再也没有发过朋友圈。今日是 7 月 28 日星期二，差不多一个月了，我决定上来说几句，顺便也祝大家安度酷暑。

最近，我常常问自己："从 3 月初开始，这将近 5 个月是怎么过来的？"国内的疫情是一月中旬开始引起我们注意的，那么，"这 7 个月是怎么过来的？"回答是："不容易啊！"

事实上，除了疫情，纽约还经历了商店橱窗贴木板，全美的"左"

"右"之战还在继续，中国经历特大洪水，这些天我们看到中美因大使馆关闭而降国旗……这是什么样的日子啊？

自然灾害和政治都不是我们大多数人能够干预的。就目前来说，管好自己，不得新冠，就是对家庭，对社会，乃至对国家最大的贡献。

昨天纽约州长库默报告：纽约州 7 月 26 日因新冠住院的累计总人数是 642. 其中在 ICU 有 149 人。周日一天有 11 人因新冠死亡。目前阳性检测率维持在 1%左右。

跟极其黑暗的 3 月底到 4 月底比较，现在真的是好多了。这来源于纽约人的自律，非常自律。能够这么自律，是因为纽约人的智慧，知道带口罩，洗手，不聚会是关键，大家尽量做到这三点。

洗手，戴口罩已经是新常态，做到不聚会确实不太容易，毕竟我们都需要跟他人交流。

我从来就是一个闹忙人（可以是一个人闷忙，比如跑博物馆，拍照等），现在转入线上活动。我常规参加的活动是：

1. 每周六晚 7 点参加由法拉盛图书馆举办的各种网上讲座，讲座内容十分丰富，听后常常觉得是"饱餐"一顿。（手机或者电脑先下载 webex，然后用链接按时进入就可以参会了[22]。）

2. 每周日晚 5 点观看由林肯中心室内乐举办的网上音乐会（chambermusicsociety. org）。而且这些音乐会可以听一周。

和朋友之间，靠 zoom 也能过把瘾，大家 zoom 相见，不亦乐乎。最近在单位给一位同事办 farewell party，之前退休的同事不便前来，我们 zoom 连线，分享视频，让他们看到聚会现场，大家真的很开心。

这样的日子还有好长一段时间要过，能坚持，就是胜利。

最后附上张文宏最近讲话的链接，有兴趣的朋友可以读读。[23]

祝大家抗疫抗暑成功！

（上班路上，上午 9 点）

---

22 https://queenspublic library. webex.com/meet/xinye.qiu
23 https://mp.weixin.qq.com/s/E_N4gySvenDE_T1h1PTKsQ

2020 年 8 月

疫情后期，纽约商业逐渐恢复

纽约在疫情重创后努力"康复"，6 月开启的户外餐馆遍地开花，人流慢慢重现。我的紧张情绪也慢慢得到舒缓，工作之余，也开始频频参加网上讲座，忙得不亦乐乎。9 月受邀在法拉盛图书馆网路文史节目讲课一次。至此，我的疫情随笔也基本告一段落。

2020 年 8 月 5 日

Life is so unpredictable.

昨天的一场飓风（Isaias）刮倒了好多大树。我们家安好无损，只是看见路口一个小花园有一棵大树被刮倒了。今天下午接到同学微信通知，今晚有一场音乐会，钢琴家 Emanuel Ax，大提琴家马友友，小提琴家帕尔蔓（Perlman），和费城交响乐团演奏贝多芬三重奏交响曲。演出是 2001 年的事了，今天放录像。认真听了前面的采访，音乐会，后面是当时演出后的采访。很棒很棒。

听一个音乐节目外，也了解到艺术家们之间的友情，觉得非常可贵。

最近，门罗音乐节天天有好节目，实在是来不极听。

疫情虽然没有结束，自然灾害也时不时客串一下。但是无论如何我们还是要开心过好每一天，有享受的事情，决不错过。因为疫情，音乐会、歌剧、百老汇音乐剧、讲座，一个连一个，真是有点忙不过来了。同时，也在享受整理自己拍的照片的快乐，写中英文前言，还要做家务。忙煞，并快乐着。第七张照片是我编写的《疫情下的曼哈顿》一书中间的二页（未显示）。最后一张是朋友用小楷毛笔字抄写的我之前写的疫情随笔一则。毛笔字之漂亮，功夫之深让我感动。

傅潔抗疫日記一則

今晨很早就醒了，翻來覆去睡不著，決定再寫幾句。

一、現在大學都逐漸采取網絡授課，大學寒假這周未開始。希望家長們督足自己的子女，如果回家就一定乖，地不要在家里串門。在現在這個特殊階段，要脹忍得住寂寞就贏了。家長給孩子送東西時要采取不見面的方式，放門口離開後通知他們開門拿東西然後洗手。

二、紐約市長至今沒有決定中小學停課，這是不見棺材不掉淚。非要等到傳染开了再關就來不及了。家長應該作出明智的決定，小孩在學校传到，也是會传给父母的，一概未說都是一人中枢全家牽連。

三、大家眾兩周知，阻止呼吸病傳染的有效方法是隔離。我持別欣賞大都會林肯中心卡内基音樂廳的做法，林肯中心三月節目全部取消，林肯中心室内音樂廳，音樂廳希望觀眾换景，或者把票捐给他們，帮助他們渡過難關。同時他們采取每周只有五点网上直播的办法，希望大家還是能聽到音樂。我們應富支持他們。

祝大家有一個安全快樂的周末，遠離病毒人人有責。

傅潔記於三月十二日清晨家中

新德恭錄

北美中国书法家协会会长沈新德先生抄录我写于 2020 年 3 月 12 日的疫情随笔

（晚上 8 点 55 分）

2020 年 8 月 13 日

好久没有上街走走了。今天下班后决定去曼哈顿的唐人街和小意大利，看看室外餐厅的布置如何。女儿莉莉提出和我一起去，我们俩下班后就一起去了。

大概情况如下：Mott Street 上有一些户外餐桌，可是用餐的人不多。如果用餐时要用室内的洗手间，需要完成三件事：被测量体温，用干洗液洗手，消毒鞋底。走到小意大利（Hester Street, Mulberry Street），户外餐厅的装饰比较好。

如果有兴趣者，不妨抽空到唐人街走走，也支持一下那儿的小商业者。顺便提一句，那儿大家都戴口罩的。

2020 年 8 月 20 日

自上周四（8/13）和女儿一起去了曼哈顿的唐人街以后，我天天想着要去第五大道上的洛克菲勒中心看看。无奈最近工作非常忙，每天下班只想回家休息。今天（8/20）狠狠心，下班后坐公交车去了洛克菲勒中心。原以为疫情后期那儿应该会有不少人，可是到了那儿发现空空荡荡，往里走后，总算看见有些人围着户外的圆桌坐着。大大小小的雕塑都戴上了口罩。人们三三两两地坐着聊天。也有些人在台阶上坐着聊天。我找人给我拍照留念，之后悄悄走到边上用酒精把手机擦了一下，虽然我也知道这个人不太会是阳性的，只是习惯而已（new normal）。几乎所有的人都戴口罩。第五大道上，人比前些日子要多些，看见了几个卖包的地摊，尤其在苹果商店门口有不少人，没有过去探个究竟，只是远远地拍了一张照。小走一圈到 60 街中央公园进口处，我穿进地铁站，回家了。毕竟我已经不住在曼哈顿了，回家还是有一段路的。

（晚上 9 点 30 分，在家）

后 记

　　疫情三年，不知道应该说时间过得快，还是过得慢。总之，这是不寻常的三年，该发生的事情没有发生（比如，之前安排好的旅游），不该发生的事情却发生了（比如，无法去祖籍国探亲，因为我们无法使用之前办好的签证）。疫情的前 6 个月（2020 年 1 月到 6 月），我写了无数篇随记，并在微信朋友圈分享，记录了刚开始国内的疫情、3 月份后的纽约疫情、纽约人心里的恐慌、生活的改变、以及我当时工作的状况。我既分享自己的专业知识，也为自己找到了一个减压方法，更重要的是记录了这段不平凡历史。

　　2021 年，我将自己拍摄的疫情下的曼哈顿的照片编辑成书，中英文共印了 200 册有余，且被皇后区图书馆收藏。今年，我决定将自己的随笔整理成书出版。本来希望将这段经历画上一个句号，不料，2022 年年末，国内突然从清零政策，转为全面放开，上海以及其它省市的亲朋好友无一幸免，几乎在同一时间里得了新冠。医院挤兑，急诊景象惨不忍睹，希望这种现象很快能得到控制。

　　编辑此书期间，曾得到亲朋好友的帮助、鼓励和关注。特别感谢邱辛晔先生在我编辑期间给予的支持和指点；感谢李淑贤女士、朱効忠和潘明先生的校对；最后要感谢我的家人对我的一贯支持。

　　我于今日完稿，意义非凡。今天是我为纽约市公共卫生实验室服务 20 周年的纪念日，为此我深感荣幸和骄傲。我愿将此书献给我的第二故乡—纽约。I love New York!

傅洁完稿于 2023 年 1 月 16 日

www.ingramcontent.com/pod-product-compliance
Lightning Source LLC
Chambersburg PA
CBHW020613270326
41927CB00005B/320